华西医学科普丛书
HUAXI YIXUE KEPU CONGSHU

口腔急诊200问

主 编 刘 显
副主编 张晓辉 张雪峰

U0251765

四川大學出版社
SICHUAN UNIVERSITY PRESS

图书在版编目（CIP）数据

口腔急诊 200 问 / 刘显主编. — 成都：四川大学出版社，2022.12

（华西医学科普丛书）

ISBN 978-7-5690-5857-4

Ⅰ．①口… Ⅱ．①刘… Ⅲ．①口腔疾病－急诊 Ⅳ．① R780.597

中国版本图书馆 CIP 数据核字（2022）第 243401 号

书　　　名：口腔急诊 200 问
　　　　　　Kouqiang Jizhen 200 Wen
主　　　编：刘　显
丛　书　名：华西医学科普丛书

丛书策划：侯宏虹　周　艳
选题策划：张　澄　杨岳峰
责任编辑：张　澄
责任校对：龚娇梅
装帧设计：叶　茂
责任印制：王　炜

出版发行：四川大学出版社有限责任公司
　　　　　地址：成都市一环路南一段 24 号（610065）
　　　　　电话：（028）85408311（发行部）、85400276（总编室）
　　　　　电子邮箱：scupress@vip.163.com
　　　　　网址：https://press.scu.edu.cn
印前制作：四川胜翔数码印务设计有限公司
印刷装订：四川盛图彩色印刷有限公司

成品尺寸：148mm×210mm
印　　张：5
字　　数：125 千字

版　　次：2022 年 12 月 第 1 版
印　　次：2022 年 12 月 第 1 次印刷
定　　价：35.00 元

扫码查看数字版

四川大学出版社
微信公众号

本社图书如有印装质量问题，请联系发行部调换

编 委 会

前　言

　　四川大学华西口腔医院急诊科是以治疗急性牙痛、牙外伤、口腔颌面部炎症与创伤为主要业务的综合性临床科室。我科24小时开诊，随时应诊，节假日照常接诊，是西南地区最大、最专业的口腔急诊团队。

　　口腔急诊科配置了根管显微镜、根管封闭系统、超声牙科治疗仪、除颤仪、心电图机和呼吸机等，具有完善的口腔急诊医疗体系和合理的科研、教学人才梯队。作为以口腔急症为主的专业科室，我们拥有一支高水平、高素质的医疗及护理队伍，目前医生队伍由全科医师、牙体牙髓科医师、口腔颌面外科医师组成，专业经验丰富，护理队伍也拥有丰富的急救、重症监护及口腔专科技能。全科团结协作，奉行"责任第一、质量至上"原则，竭诚为广大病人服务，急病人所急，以良好的医德医风为病人解除痛苦，最终实现病人满意、社会满意的目标。

　　口腔急诊专科诊疗特色如下。

　　1. 口腔急症的处理：包括牙体、牙周、黏膜急症和常见病，口腔急性出血等；

　　2. 牙外伤：包括儿童、青少年及成年人牙齿外伤的应急处理，并可以提供个体化的后续牙体牙髓的治疗与修复；

3. 口腔颌面部软组织创伤及美容修复：除外伤后应急的清创、对位缝合外，微创技术和微创缝线的结合还可提供兼顾美学与功能要求的创伤修复。

人们常说，"这么大国家，这么多人口，科普力量还是太小"。作为临床一线医生，很痛心很多病人因来得太晚或处理不当，错失最佳的治疗时机。四川大学华西口腔医院具有逾百年的口腔诊疗历史，积累了丰富的临床经验。因此，我们团队秉持"多一次科普，少一个悲剧"的初心，遵循准确性、实用性及科普性的原则，编写了《口腔急诊200问》一书，力求以最通俗易懂的语言总结和概括大家日常生活中常见的口腔急症相关处理方法。希望这本书能为更多的病人提供指导和帮助，通过最恰当的求诊途径和术后护理，达到最佳的治疗效果。

2022年8月11日

目 录

contents

第四章　智齿篇

第五章　口腔颌面部外伤篇

第七章　风险篇

第一章　牙痛篇

（一）我的牙为什么会痛

1. 牙齿是实心硬骨头？

牙齿并不是一块实心的硬骨头，它由外部坚硬的牙体组织和内部神经血管组成的牙髓组成。外部坚硬的牙体组织包括了内侧的牙本质和外侧包绕的冠部牙釉质和根部牙骨质，而内部的牙髓提供牙齿生长所需的营养，并且也传导疼痛感觉。

2. 牙髓是什么？

牙髓是牙体组织中唯一的软组织，被保护在牙齿的中心部位，即牙本质形成的髓腔中。它是一种疏松的组织，包含了神经血管和少量淋巴组织，能形成牙本质，同时具有营养、感觉、防御、修复功能。牙髓富含纤维，具有黏性，但没有有效的血液循环，一旦损伤或者发生炎症，很难恢复，且容易产生疼痛。

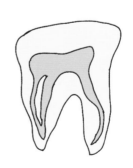

3. 牙痛是因为得了牙髓病吗?

部分牙痛由牙髓炎引起,也可能因为根尖周炎、牙周炎而发作。

我们自觉的牙痛分为牙齿痛和牙龈痛,牙齿本身的疼痛基本是牙髓炎引起的。外部刺激使牙髓产生应激反应,通过牙髓神经传递。大多数牙髓炎患者伴有放射痛,除了少数前牙波及对侧区域,大多数疼痛可能会牵涉同侧眼眶、耳颞、上下颌骨及枕后,疼痛会沿着所处区域的神经分布而传递。

4. 为什么牙髓会生病?

外伤或炎症侵犯了牙髓及支配局部组织的神经引起牙髓病。

正常情况下,牙髓受到外层坚硬的牙本质、牙釉质和牙骨质组织的包裹保护,不容易被刺激感染。但当龋病、磨损、创伤等破坏了外层坚硬的保护层后,牙髓将受到刺激而发生感染。引发牙髓感染的主要途径包括暴露的牙本质小管、牙髓暴露、牙周袋逆行感染和血源性感染。除此之外,急慢性创伤、温度刺激、电流和激光、药物刺激等物理化学因素也有可能引起牙髓感染。而牙髓感染又是引起继发性根尖周炎等牙髓病的主要原因。

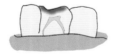 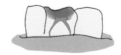 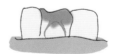

5. 牙痛也分很多种吗?

这里主要介绍不同类型牙髓炎的症状。

我们一般以牙齿对温度的反应来体现牙髓的状态。正常的牙髓对温度刺激会出现短暂而轻度的反应,撤除刺激反应立即消失，比如大口咬冰激凌时牙齿觉得"冰冰凉"，出现短暂的不适。而牙髓轻微病变充血时，会对温度刺激出现敏感反应甚至轻度疼痛，但撤除刺激后不适随之消失。在这种情况下，牙齿大多还可以拯救，有恢复正常的潜力。而当病变继续发展，成为牙髓炎时，刺激痛升级成激发痛，轻微刺激即可引起剧烈疼痛，撤除刺激后疼痛也难以立刻消失，且持续时间较长，这时就必须进行干预治疗了。有些严重的化脓性牙髓炎可出现"热痛冷缓解"的特殊现象，更能证明牙髓炎的存在。当牙髓炎加重甚至发生坏死时，就会出现对温度反应迟钝甚至无反应的情况，这个时候牙齿可能只是暂时不痛了，但坏死的牙髓就像一颗定时炸弹，随时都有急性疼痛的可能，还可能引起根尖周的病变，需及时处理。

　　除了对温度的反应，急性牙髓炎期还会出现自发痛，被硬组织包绕的牙髓发生炎症渗出，导致髓腔的压力过高，而髓腔内结构封闭无法引流，从而压迫牙的神经系统，信号传输到三叉神经，再传输到中枢神经，因此人会感觉发生剧烈的无法忍受的疼痛。这种疼痛因为体位原因常在夜晚躺下时表现得更为明显，还可能出现随脉搏样的跳痛。

　　因此，牙髓炎可出现不同反应，大致特点为冷热刺激痛、自发痛、激发痛、夜间痛、跳痛、延迟痛、热痛冷缓解。出现这些症状就提示应赶紧就医，寻求口腔医生的帮助。

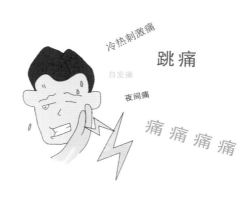

6. 根管治疗后也会痛吗?

根管治疗是针对感染或者坏死牙髓的治疗,但是如果治疗之后存在牙髓或细菌残留,后期也有可能因为残髓炎或细菌感染而产生疼痛。牙髓残留可能是因为初始治疗不彻底,如根管遗漏、管腔清理不彻底、钙化未疏通等;也可能因为牙髓腔存在特殊结构,出现细小分支不能清除而残余牙髓;或者原始感染波及根尖,形成了难以治疗的根尖周炎。所以根管治疗后的牙齿需要定期到治疗医生处进行检查,世界卫生组织(WHO)规定的观察期为术后2年。其间,只有患者主观感受、医生临床查体及X线检查均无异常,才能被视为成功的根管治疗。

7. 牙痛的发展历程是怎么样的?

随着牙齿一点点被破坏,细菌逐渐侵入,感染加重,牙髓炎反应越来越明显,我们感觉到的疼痛特点也会有明显改变。比如一开始的温度敏感,逐渐变成冷热激发的小刺激大疼痛,而后出现自发痛、冷痛热缓解等不能承受之痛。当炎症扩散到根尖时,出现根尖周炎的症状,如咬合痛、牙齿浮动感等。炎症进一步扩散,可能通过根尖波及骨质出现牙槽脓肿、根尖囊肿,甚至致密性骨炎。

(二)小心牙痛随时发生

牙齿是我们体内最坚硬的组织,直接行使咀嚼功能,而且对发育、言语及保持面部协调美观均具有重要作用,所以护牙爱齿应该从小开始。当我们的牙齿有以下这些症状的时候,我们一定不能掉以轻心。

1. 牙齿有洞怎么办?

牙齿有洞常常是牙齿坏了的第一表现,学名叫作"龋"。龋病是牙齿因为细菌作用而出现的在色、形、质方面的改变。初期表现为牙面透明度下降，出现白垩色斑片，继之病变部位色素沉着，局部变为棕褐色，随着细菌继续腐蚀牙面，坚硬的牙釉质和牙本质疏

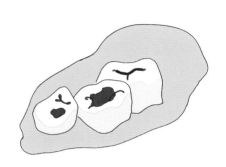

松软化，最终发生缺损，形成龋洞。龋洞一旦发生，不能自身修复，需要寻求口腔医生的帮助，尽早治疗。

2. 一咬硬物特别疼是怎么回事？

我们的牙齿并不是无坚不摧的。牙体硬组织就像精美的瓷器一样，可能会因为咀嚼硬物或外伤撞击，出现细小裂纹，常不易被发现。这些裂纹渗入牙本质中，是引起牙齿痛的原因之一。浅表的裂纹常可引起冷热敏感和定点的咬合痛。隐裂牙的疼痛不适

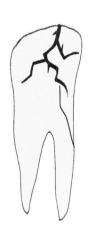

往往有某特定牙咬硬物激发痛的疾病史，当细菌或温度刺激通过裂纹间隙刺激牙髓时，可出现牙髓炎的疼痛症状，且在治疗过程中甚至完成后都有可能发生牙体裂纹处劈开，使得牙齿预后不良。因此，隐裂牙的治疗效果并不好，很多患者会在拔牙和保牙两种治疗方案中反复权衡考虑。

隐裂最常发生在上颌后方大牙，所以我们应该注意保护这些牙齿，不要为了方便，用牙起瓶盖、咬坚果壳、嚼硬骨头，警惕隐裂的发生。

3. 冷热酸甜吃不了好难受，怎么办？

当我们吃硬物以及冷热酸甜食物时，牙齿出现了一过性的酸痛感，这就是牙敏感。牙敏感是由于牙齿表面釉质被破坏，内层牙本质暴露，而牙本质中有许多细小的牙本质小管与内层牙髓相通，压力和温度刺激通过小管将刺激传递到了牙髓的神经，就出现了酸痛感。牙敏感可能会慢慢发生，如长期磨耗、楔状缺损、龋病以及牙周萎缩因素致牙颈部牙本质暴露，或者因为急性外伤牙齿折断等造成釉质破坏。

对于牙敏感，我们需要首先搞清楚牙敏感的病因，如龋病、楔状缺损、牙周炎、隐裂等需要尽早干预处理，轻微的牙本质暴露敏感可以通过家用脱敏牙膏逐渐缓解，持续三个月效果不佳甚至症状加重的话，则需要口腔医生帮您检查处理。

4. 刷牙一碰就很痛是为什么？

有一种特殊的牙敏感表现为刷牙的时候牙刷不能碰，同时也常伴有冷热酸甜刺激后的牙敏感，这个时候需要检查一下是否有牙颈部的楔状缺损。楔状缺损的原因有很多：横刷法刷牙是产生楔状缺损的主要原因；有些人也会因为咬合不当、应力集中而导致缺损加深；此外，牙颈部本就是牙体组织的薄弱区，相对来说也更容易出现磨耗的情况。当我们发现自己存在楔状缺损后，首先，应该改正刷牙方法，避免使用硬毛牙刷横向刷牙，把牙齿"锯"缺口。其次，脱敏牙膏可以适当缓解

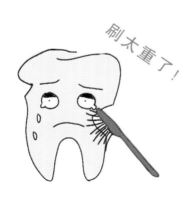

刷太重了！

敏感症状，但缺损过大则需要寻求口腔医生的帮助，将其修补起来，防止牙髓敏感甚至感染。

5. 磕掉一块牙怎么办?

当受到撞击，或是咬到砂石、碎骨等硬物时，牙齿将被折断而磕掉一块。当缺损较小、牙髓没有暴露时，可能只会出现敏感症状，可以通过脱敏或者修补、覆盖暴露的断面而保存活髓。一旦牙髓暴露，出现明显冷热刺激痛，就需要尽快就医，

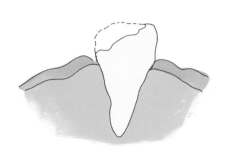

让口腔医生对牙髓进行处理。但无论如何，这个时候的患牙都应受到加倍保护，勿咬硬物，防止对牙体、牙髓和牙周的进一步损伤。

6. 外伤之后为什么一碰就痛?

有时候，牙齿被撞击或骤然咬硬物后并没有出现牙齿缺损，但也有疼痛不适感，这个可能就是发生了牙震荡。当牙震荡发生时，牙齿可能会有伸长不适、轻微松动、叩痛，甚至少量牙龈出血的症状。对于受振荡的牙齿，我们应在两周内让它彻底休息，减轻咀嚼负担。受伤后观察半年甚至一年，确定没有牙冠变色和牙髓疼痛才算平安度过"考察期"。

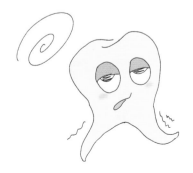

7. 牙齿热痛冷缓解是什么情况？

牙髓炎发作后常对温度十分敏感，出现激发痛。但有一类患者又会进入一个特别的热痛冷缓解阶段，甚至疼痛时候需要喝一口凉水来自我安抚。应当留心这个时候并不是牙齿炎症有所缓和，而是牙髓已有化脓或部分坏死，病变产物中有气体出现，受热膨胀使牙髓内压力进一步增高，产生剧痛，而冷空气或凉水使气体体积收缩，减小压力而缓解疼痛。若出现这一类典型的牙髓炎症状，就不要心存幻想慢慢自愈，而是赶紧对症治疗，防止感染加重。

8. 牙齿为什么自己伸长，咬着特别痛？

当牙髓炎未及时处理，扩散到了根尖周时，患牙的主要症状就变成了咬合痛，初期可能只有不舒服、发木、浮出发胀、轻微伸长和轻微钝痛感，或者出现紧咬牙反而稍感舒适的"错觉"。

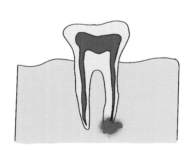

但后期炎症加重后，就会感觉患牙浮出和伸长逐渐加重，出现自发和持续的钝痛，甚至咬合剧痛，完全不能碰、不能嚼，乃至影响进食。这个时候牙齿的牙神经往往都已经坏死，没有保留的意义，需要及时治疗。

9. 嚼东西时特别痛怎么办？

牙齿一旦不能嚼东西，就需要赶紧处理。当出现牙齿咀嚼疼痛明显时，提示可能有牙龈和牙齿的问题。这个时候可以先自行判断。如果长期有食物嵌塞、牙齿松动，但牙体看起来完整，只存在牙龈肿大，那么可能是牙龈的问题，即牙周炎。如果患牙本身是并未治疗的烂牙，咬合出现激发痛，甚至出现完全不能碰的症状时，那么感染多半来自牙齿内的牙髓，或出现了根尖周炎。无论哪种，都存在严重的局部感染，应当引起重视，治疗刻不容缓。

10. 牙齿痛过一阵自己好了，可以不用在意么？

　　牙齿痛会不会自愈呢？自发痛有很小的可能性会真的自愈。有些轻度的刺激，使得牙髓充血、牙神经出现一过性的敏感，消除刺激或经过长时间牙髓的修复和营养之后症状也随之好转，对于这类轻微的疼痛我们不用对其"大动干戈"了，只要好好保护、继续观察就好。但也有一类牙齿痛消失只是因为自身顽强抵抗或者细菌毒力减弱，使得牙齿挨过了炎症急性期的疼痛，逐渐变为慢性无症状期，比如牙髓坏死、慢性牙周炎、慢性根尖周炎，我们要警惕这些症状减轻、病灶仍存在的牙齿隐患。

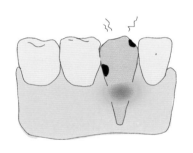

11. 戴上牙冠后的牙齿痛怎么办？

　　未做根管治疗的活髓牙戴冠后出现疼痛，可能是补牙激惹或粘接剂刺激导致，若超过3天无缓解，且仅在咀嚼时发生，考虑咬合不适，应到口腔医生处做适当调整。当出现冷热敏感不适，甚至自发痛、温度刺激加重，那可能为牙髓炎反应，需要重新对牙髓进行治疗。

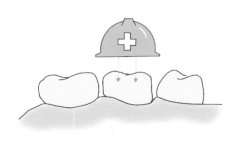

　　完善根管治疗、本身

无症状的患者，戴冠后出现的疼痛多考虑牙冠调磨问题导致的咬合不适或邻接不良、食物嵌塞造成牙周炎。无论哪种，都需要返回口腔医生处做进一步处理。

12. 治疗多年的牙突然疼痛是为什么？

如果完善根管治疗，甚至戴冠保护多年没有症状的牙齿外观正常，但突然开始疼痛，牙龈长脓疱，有咬硬物疼痛史，那需要警惕根管治疗后的牙出现了牙根折断。接受了根管治疗的牙齿，由于开髓洞型及龋坏使得牙冠结构的完整性遭到破坏，且缺乏牙髓的营养作用，从而使整体的抗力性大大降低。因此，咀嚼过程中可能因应力集中、合力传导中断，进而发生牙冠及牙根折裂。治疗完成后冠的保护可以减少应力集中，但我们也要小心使用，勿咬硬物，防止牙根折断。

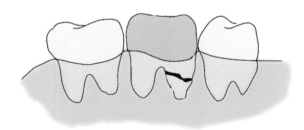

13. 只剩牙根了还会痛吗？

答案是肯定的。只要还有残余牙髓，就存在牙髓炎的风险。并且残根与牙龈的边缘常难以清洁，食物堆积造成牙龈炎，也会出现疼痛。所以没有作用的残根因尽早拔除，以绝后患。而部分可以保留的牙根也需要完善牙髓治疗，并做好局部清洁才能留在口内，防止牙龈炎。

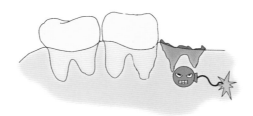

14.拔了智齿后前面一颗牙痛是怎么回事？

很多患者本身并没有牙痛不适，或者原先症状轻微，但口腔医生告知智齿"长歪了"需要拔除，拔牙后反而出现了前面一颗大牙的疼痛、松动和咬合问题，这是为什么呢？一般这是因为"长歪了"的智齿除了自己长得不好，还影响了前面一颗牙。因为智齿歪着生长顶住前牙或者和前牙间存在严重食物嵌塞，导致前牙出现龋洞、牙体吸收、牙周袋、牙槽骨吸收。当智齿拔除后，缺乏了掩盖和支撑，前牙的问题就暴露出来了。这种智齿不是不能拔，而是应该尽早拔，拖得越久，前牙受影响越严重，甚至也需要同时拔除。

（三）牙痛应该怎么办

急性牙髓炎发作时，病人常感觉疼痛难忍，"牙疼不是病，疼起来要人命"就是对牙髓炎的真实写照。但现代医学表明，牙疼真是病，是炎症渗出造成了髓腔内压力增加引发的，牙髓腔一旦穿通，压力得到释放引流，症状就可以减轻。所以当疼痛难忍时，通过医生开髓引流是最有效的紧急止痛方法，也是口腔急诊医生常常进行的"牙齿急救"措施。

1. 用花椒、核桃、茶叶、大蒜可以止牙痛吗？

对于牙齿疼痛难忍，民间流传了很多自治方法，比如利用花椒、核桃、茶叶、大蒜等"偏方"，那么这些操作到底有没有用呢？

有研究表明大蒜素具有抗菌消炎作用，用于治疗牙本质过敏具有一定的效果。生核桃仁里含有大量的鞣酸，它可以使牙本质小管中的蛋白质凝固，有潜在脱敏的作用。茶叶中含有丰富的氟和茶多酚等成分，茶多酚具有消毒、杀菌之功效，可以能抑制龋齿菌的生长，而且氟也能增加牙齿抗酸能力。花椒里面含有麻醉药物的成分，在牙疼的局部咀嚼，可能会使这种药物成分渗透到牙齿内部，暂时地缓解疼痛。除此之外，以上操作还在一定程度上对患者存在一种安慰作用。

但这些都不能对牙髓炎有任何治疗效果，炎症造成髓腔压力增加，而牙髓组织处于四壁坚硬缺乏弹性的牙髓腔中，炎症加重犹如"高压锅"效应，使得我们疼痛难忍。所以最有效的解决方法就是开髓，释放压力就能明显缓解疼痛。后续再进行完善的根管治疗，去除感染组织，以绝后患。

2. 用冷水/生理盐水止牙痛有效吗？

在牙髓坏死或者牙髓脓肿形成时，使用冷水能明显缓解疼痛。临床上常见到患者携带凉水就诊，随时含漱冷水暂时止痛。但在牙髓炎早期或者牙敏感时期，冰冷食物就是引起牙痛的"导火索"，所以是否有效，得试了才知道。

生理盐水对局部有一定冲洗、收敛作用，但并无杀菌能力，所以生理盐水对牙痛达不到治疗效果，仅能对口腔进行冲洗清洁。

3. 甲硝唑是牙痛首选药吗？

甲硝唑对大多数厌氧菌具有较强抗菌作用，是一种抗生素和抗原虫剂，主要用于治疗或预防厌氧菌引起的感染，且口服吸收良好，生物利用度高，是口腔厌氧菌感染的一线用药，对牙龈炎、牙周炎、牙周脓肿、智齿冠周炎等明确为厌氧菌源性感染的疼痛效果显著。但对于牙髓炎导致的疼痛，因与牙髓特殊生理结构和病理过程密切相关，甲硝唑治疗并不能完全缓解疼痛和消除感染，只能通过完善根管治疗才能高效彻底地解决问题，达到临床治愈。

4. 牙痛到底吃什么药有效？

牙痛剧烈可以适当吃点止痛药如布洛芬来缓解疼痛。

牙髓炎疼痛是由牙髓局部压力过大引发的神经源性疼痛，所以光靠止痛药是不能完全达到止痛效果的，建议立即就医，进行牙髓治疗，以免病情加重。

如果是由牙周炎引起的疼痛，或者是由牙龈脓肿引起的疼痛，在排除禁忌证的前提下可以适当吃些抗生素，如阿莫西林和甲硝唑来缓解疼痛。患者在治疗期间一定要注意饮食清淡、口腔卫生。

5. 怎么发现疼痛牙齿？

牙齿疼痛常常难以定位，初期仅表现为患牙附近区域的疼痛，个别前牙痛感会越过中线至对侧，甚至也有磨牙疼痛传递至对颌的情况。如此难以琢磨，我们怎么来定位疼痛的牙齿呢？首先牙髓炎都有病因，牙髓炎多半为长期龋坏的牙，所以疼痛区的虫牙是重点怀疑对象。其次，长期食物嵌塞、敏感、牙龈发炎的牙也有牙髓感染的可能。另外，有患牙牙髓坏死后出现牙体失去光泽、颜色变灰暗，甚至因慢性炎症出现牙龈"长包包"（即瘘管）的现象，这些症状也是寻找疼痛牙齿的重要线索。

6. 我的牙需要补吗？

补牙即牙体充填，当牙齿龋坏出现了硬组织实质性缺损时，是不能自行恢复形态的，只能采取牙体充填术进行治疗，即用手术方法去除感染组织，然后选择适当的材料修补缺损，终止龋坏的发展，来恢复牙齿的形态和功能。

但也不是所有牙都能直接补好。比如龋坏较深的牙，可能需要药物安抚或多次去龋才可以充填；波及牙髓的龋坏需要在牙髓治疗后才可以补上；若牙面烂至牙龈下过多，形成残根或者底穿，则可能导致不能修复，必须拔除患牙。所以我们对于龋坏应当防微杜渐，早点治疗效果更好。

7. 补牙到底痛不痛？

补牙在很多人的印象中是一个非常疼痛的过程，甚至一听到牙钻的声音就产生不适感觉，所以讳疾忌医，有了龋坏的牙齿不敢补，一拖再拖，延误了最佳治疗时期。那补牙究竟痛不痛呢？其实当龋坏很浅的时候，补牙只是轻微酸痛，甚至不会有明显感觉。龋坏向深面进一步发展到牙本质，牙齿就会出现敏感症状，在补牙的时候也会出现轻微的疼痛，但若龋坏累及牙本质深层甚至临近牙髓时，补牙时利用涡轮机钻牙去除感染牙体时常会伴有明显牙髓刺激疼痛，可能需要局麻下操作。所以早发现、早治疗才是减轻痛苦的最佳选择。

8. 哪些牙可以补，哪些需要做根管治疗？

同样是龋坏的牙齿，为什么有些牙齿能补起来、有些医生也拿不准、有些一眼就被判定需要做根管治疗呢？简单来讲，龋齿要补牙，牙髓炎要做根管治疗，这是相对较容易理解的。真正难以判断的是两者间的过渡地带——深龋，这其中的拿捏常常需要通过较长时间牙髓状态的观察。这时候，医生会采用安抚疗法将具有安抚、镇痛、消炎作用的药物封入窝洞，使因深龋而充血的牙髓恢复正常，然后复诊充填。对于恢复不佳的牙髓，则选择根管治疗。总体遵循原则包括：龋坏部分一定去干净，不然补完很快又烂了；尽可能保存有活力的牙髓；对于感染的牙髓则坚持完善根管治疗，否则简单充填后还可能因为牙髓炎发作而充填治疗失败。

9. 菜市场摆摊治疗是不是性价比更高？

人们常说，"治疗牙齿要经历两种痛，一种是身体上的疼痛，另一种就是高昂的治疗费让人心痛"，这是许多人对牙齿治疗的第一印象。因此，有些不法分子抓住部分人贪图便宜的想法，在菜市场、街道路口等地随便摆摊，声称包治所有牙病。

这类摆摊者多半没有行医资格，很容易造成漏诊、误诊，可能耽误病情或者采取错误的治疗措施，造成不可逆的损害。且这类行医场所环境脏、乱、差，不符合医疗卫生执业条件，药品的来源也没有保障，加上设备简陋，又没有合格的消毒设施，很容易造成患者交叉感染（如乙肝、丙肝、艾滋病的传播），后果严重。一旦出现医疗事故，维权也没有保障。因此，我们应当选择正规的口院医院、门诊部或诊所进行牙科治疗。

走过路过，不要错过　　今日拔牙，拔一送三

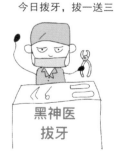
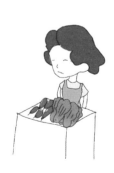

黑神医
拔牙

10. 牙痛仅是牙齿疾病吗?

牙痛并不一定都是牙齿疾病引发的,也有可能是身体其他部位生病所发出的疼痛信号。所以当出现以下症状时,我们应当警惕是否还有其他疾病,并在就诊时详细向医生描述症状,便于其正确判断和治疗,以免耽误病情。

(1)疼痛存在"扳机点"——三叉神经痛:这类疼痛多发生于中老年患者,因为触及某个特殊的"扳机点"而引发局部放电样的剧烈疼痛,持续时间较短,与温度无关,常发生于白天,夜间少有。

(2)疼痛晨轻暮重——上颌窦炎:常为太阳穴附近持续性胀痛,同时伴有鼻塞、流涕等症状。最典型的症状为疼痛在一天之中晨起最轻,随后逐渐加重,夜间躺平后又得到缓解,与体位关系密切。

(3)左下牙痛并有胸背痛——急性心肌梗死:若有心脏病史的患者出现左后牙区疼痛,并伴随明显胸背痛,或心前区疼痛,则要引起足够重视,立即就医,并主动将全身情况告知医生,以免延误病情。

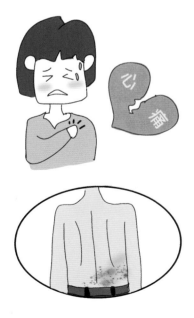

(4)疼痛伴皮肤灼热不适——带状疱疹:这是一种由水痘—带状疱疹病毒引起的皮肤黏膜病,在前驱期也可能出现牙痛症状,但患者多半存在局部皮肤黏膜疼痛灼热,同时全身也有病

毒感染样的低热、乏力不适。这类患者只能先对症治疗，待皮肤黏膜病损出现才能明确诊断，对因治疗。

（5）持续自发性胀痛——急性牙周炎/智齿冠周炎：长期食物嵌塞、牙龈肿痛和智齿萌出不正的牙齿发生牙周炎的可能性较大，且疼痛与温度无关。这时候做好口腔清洁工作尤为重要，必要时可服用抗菌消炎类药物进行治疗。牙周的急性疼痛往往和牙髓痛难以自我分辨，但两者都需寻求口腔医生的帮助，针对病因彻底治疗。

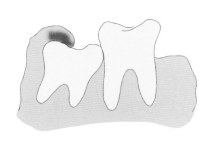

11.痛的牙拔了好还是治疗好？

牙齿疼痛难忍，治疗费时费力，花钱还多，是不是拔了就会一劳永逸呢？牙齿作为唯一的咀嚼利器，直接关系到我们能否吃得香、长得壮，而且牙齿对言语及保持面部协调美观均具有重要作用，因此应谨慎拔牙，能保则保。且体内二十八颗牙齿作为一个整体牙颌，有着精确复杂的咬合关系，某颗牙齿的缺失可能会导致邻牙倒伏位移、对合伸长，影响整个牙列状态，所以即使不能保住需要拔除的患牙也应该及时修复。

（四）根管治疗那些事

1. 根管治疗是什么？

根管治疗顾名思义是指是针对牙髓所在的根管腔隙进行的治疗，是国际上最常用的针对牙髓病和根尖周病的有效治疗方法。根管治疗的原理是通过机械和化学方法去除根管内的大部分感染

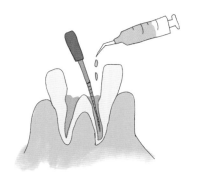

物，并通过充填根管、封闭冠根部感染通道，防止发生根尖周病变或促进已经发生的根尖周病变愈合，是一种较为复杂的牙髓治疗方法，使用的器械多、步骤多，需要经过多个治疗步骤，拍摄多张X光片甚至进行CBCT才能完成整个过程。

2. 什么样的牙齿需要做根管治疗？

下列情况需要做根管治疗：各种不能保留牙髓的不可复性牙髓炎；牙髓已经发生钙化并出现明显疼痛，根管内发生内吸收或牙髓坏死；急、慢性根尖周炎；在外力作用下牙冠折断、牙髓暴露；重度磨耗出现严重疼痛、敏感症状；牙面形成的隐裂到达髓腔；牙周牙髓联合病变；牙齿明显伸长或扭转，需要进行截冠及改变牙体长轴方向；外科手术涉及的牙齿。

3. 根管治疗要多久？

一般来说根管治疗需要三次才能完成，包括根管预备、根管消毒和根管填充，每次相隔的时间在一周左右。虽然随着根管治疗技术的进步，显微镜、热牙胶的运用，很多情况下一次就能完成根管手术，但是不同个体会存在一定差异，如难度不同，前牙相对简单、后牙相对较难，还有牙根的长度、狭窄度、完全度等也会影响治疗时间。

4. 为什么根管治疗要拍片？

根管治疗期间，是需要多次拍片的，通常是三张片左右，有时可能还要多拍几张，根据具体情况来决定拍片的次数。患者如果要做根管治疗，术前需要拍片，目的是掌握根管的形态、数目，以及看根尖有没有病变、有没有髓石等，而且也为诊断打下基础。术中也要拍片，目的是确定根管的长度。治疗期间如果发现有困难，就要拍片来辅助判断。术后要拍片，目的是知道做完根管填充之后填充的效果。所以根管治疗是需要反复拍几次X光片的。

5. 根管治疗疼吗？

因为牙髓炎是一个不可逆的过程，必然导致牙髓的坏死，所以出现牙髓炎的患牙往往在没有完全坏死的明显疼痛期就会被口腔医生判定为需要进行根管治疗。操作过程中可能触及或激惹部分尚存活力的牙神经，造成操作过程中的疼痛，这种疼痛常非常剧烈且难以忍受，因此这样的操作需要在局麻下进行。根管治疗后放置的部分药物存在根尖刺激反应或毒副作用，造成术后疼痛，这时应立即联系口腔医生更换封药。还有部分患者因根管治疗时坏死物被推出根尖孔，造成根尖发生感染，出现术后局部胀痛、自发痛，一般疼痛较轻微时1～3天后可自行缓解。

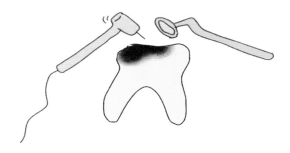

6. 根管治疗的药物和材料是否永久留在牙齿内，有没有毒副作用？

根管治疗用的药物对身体没有伤害，根管治疗药物主要为氢氧化钙制剂，对根管内多种细菌有杀伤作用，并可渗入牙本质小管发挥杀菌作用，效果明显，而且刺激性小、安全无毒。充填用牙胶属于纯植物橡胶，不被吸收，对人体健康不会产生影响。根管治疗后修补牙体缺损常用的材料是复合树脂，是由有机树脂基质和经过表面处理的无机填料等组合而成的材料，是目前应用最广的牙色修复材料。该材料已经使用50余年，长期随访研究未发现对人体有伤害。这些材料均有大量证据支持对人体安全可靠。

7. 治疗后的牙齿是否都要做牙冠?

牙齿根管治疗以后最好还是做牙冠，这主要出于以下几个方面的考量。

（1）牙体血运功能失效，营养物质无法正常供给，牙体就会逐步变脆，稍微用力撕咬或者咀嚼就极有可能导致牙体出现牙隐裂或者出现牙齿崩裂，所以安装牙冠可以有效避免这个问题，这一情况主要针对承担咀嚼功能的后牙。

（2）需要根管治疗的牙多数伴有牙体龋坏或缺损，即使树脂充填仍有可能存在受力不均，容易导致补料或牙体脱落折断，牙冠能有效分散咀嚼应力。

（3）根管治疗后的牙体会逐步变色，呈现暗黑色，所以安装牙冠也有美观牙齿的效果，使牙齿看起来要自然得多，所以建议患者及时安装牙冠。

（4）存在隐裂的牙齿在治疗过程中甚至完成后都有可能发生牙体自裂纹处劈开，使得牙齿预后不良，更应该尽早进行牙冠保护。而对于部分前牙和牙体缺损较大的后牙，为了增加其抗压能力，除了做牙冠，我们也可以在根管内部放置纤维或金属桩核，对牙体进行内外双重加固，让根管治疗后的牙齿更加经久耐用。

（5）乳磨牙进行根管治疗后，也可以使用乳牙金属预成冠进行保护。这样可以封闭冠方感染通道，使补料不容易脱落，延长治疗后牙齿的使用时间。

8. 根管治疗后的牙齿可以用一辈子吗？

现代根管治疗因其成功率高、复发率低，是牙髓炎的首选治疗方式。完善的根管治疗5年成功率可达80%~90%。如果患者已经做过根管治疗，但再次发作根尖周炎，则需进行根管再治疗，此时由于根管系统可能本身就比较复杂，或者通过一定的治疗以后根管内已经不通畅了，则治疗成功率就远远低于第一次根管治疗，所以建议根尖周炎患者进行完善、正规的根管治疗。

9. 根管治疗有没有替代疗法？效果怎么样？

现代牙髓病治疗提倡对于仅部分感染的牙髓我们可以尝试进行活髓保存，包括盖髓术、牙髓切断术等方法，这些方式对于年轻恒牙效果更佳，且利于牙根的发育。如果牙髓病通过活髓保存的方式未能得到改善，则只能通过根管治疗来彻底清除根管内感染源。

传统的牙髓治疗技术还包括干髓术，它是将感染的冠部牙髓去掉，保存根方牙髓，在根管口放置干髓糊剂，干髓糊剂的主要成分是多聚甲醛，使根髓"干尸化"，从而起到失活牙神经、消毒、灭菌根管的作用。后牙急性牙髓炎、慢性牙髓炎早期、意外露髓，以及不宜进行盖髓术或活髓切断术者，特别是年老体弱、张口受限以及不能接受复杂的根管治疗者可考虑使用干髓术治疗，但这种治疗使坏死牙髓仍保留在体内，存在更大的复发风险，复发后需进行完善根管治疗。

10. 根管治疗和拔牙后种植哪个好？

这是两个不同的治疗方式，不能说哪个更好，需要根据牙齿的状况来决定。根管治疗指牙齿牙髓发炎或者坏死不能保留

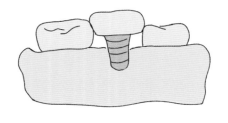

后，开髓拔髓去除神经并消炎，在没有炎症后用牙胶尖填充慢根管，防止细菌滋生。根管治疗保留自身牙体硬组织，保存牙齿原有形态和功能。种植牙指在牙齿缺失后，把种植体置于牙槽骨内，使种植体和牙槽骨发生骨整合，相当于天然牙的牙根，然后在种植体上安装牙冠。

一般情况下，能保留牙体进行修复的牙齿应尽量保留，完善治疗后可以恢复原有功能。若患牙缺损、龋坏过大，无修复可能，则可以考虑拔除后行种植修复。

（五）生病牙的结局

1. 补了的牙还会痛吗？

牙齿充填（即补牙）不是一劳永逸的治疗。如果补牙后短时间内发生冷热刺激痛，症状较轻可以观察，可能是补牙造成的牙髓充血。但如果长时间症状依然存在，就需要返回口腔医生处评估牙髓状态了。出现补牙后咀嚼疼痛，与温度刺激无关，多半是因为充填物过高引起的咬合不适，尽早磨除高点症状就可消除。另外，补牙后时间过长，补牙材料和牙齿之间可能会出现微小缝隙，又称微渗漏，当细菌进入缝隙时就会引起继发性龋坏，导致疼痛。如果有持续可定位的自发痛，咀嚼时加重，但没有温度刺激加重，则可能是食物嵌塞造成的牙龈炎，需要做有效的牙缝清理方可缓解。如果补牙后出现温度刺激加重的自发痛或者跳痛，那就要警惕牙髓炎的出现，这时候补牙往往不能缓解症状，需要根管治疗才可能挽救。

2. 补了的牙就不会烂了吗？

牙齿硬组织是不可再生的，一旦缺损需要补牙才能恢复。目前我们使用的补牙材料是高分子聚合树脂，它是由树脂基质和一些石英玻璃、陶瓷、二氧化硅等无机填料组成的。这一类充填材料使用后可能发生缓慢的聚合收缩，形成微渗漏，当细菌进入缝隙时就会引起继发性龋坏。所以，我们建议补牙后定期到口腔医生处复诊检查。

3. 牙齿坏了不补会如何进展？

坏了的牙没有及时修补，那龋坏处的细菌感染就会继续向深部入侵，侵犯牙神经造成牙髓炎。初期可能只是牙髓充血、一过性敏感，逐渐可进展至不可逆牙髓炎、牙髓坏死、牙根吸收、根尖周炎、根尖囊肿、脓肿、肉芽肿和致密性颌骨骨髓炎等。所以一颗小小坏牙不补，到后期可能导致拔牙甚至更大的手术治疗，不仅成本和治疗时间成倍增加，而且治疗方式也更加复杂。

4. 牙龈"长包包"是怎么回事？

有些牙齿并没有牙髓炎的敏感疼痛表现，而是某天牙龈上突然出现一个小脓包，时消时长，这可能是根尖周炎瘘管形成了。最常见的原因是龋病或外伤等引起牙髓炎，牙髓炎未控制形成根尖炎，可出现牙槽脓肿，反映在牙床上。急性期过后，牙龈上可能出现瘘管或瘘道，不断往外排脓。当身体状况较好时，瘘管可能闭合。免疫力低下时，瘘管可能又会排脓，患者需及时前往相应口腔科室进行诊疗。

5. 根尖手术怎么做？

随着显微设备的引入，现代根管技术不断精进发展，许多依赖于显微手术器械的显微根尖手术应运而生，使常规根管治疗方案得到补充和加强。

显微根尖手术指在牙科手术显微镜的辅助下，利用精密的显微手术器械，对牙齿根尖及根尖周组织进行切除、根尖倒预备充填、根尖搔刮病变等操作，目的是控制根尖周感染、促进根尖病变愈合和组织再生。对于根尖周炎症过重牙齿，显微根尖手术通常是在常规冠方根管治疗后补充进行的。

6. 意向性牙再植术是什么？是种植自己的牙齿吗？

它其实是指将患牙从口腔内拔除，在体外针对引起患牙发生牙髓、根尖周疾病的病因进行处理治疗。在口外治疗结束后，再次将该牙植入牙齿原来的位置，从而达到保留天然牙的目的。所以，意向性牙再植术是保存患有牙髓、根尖周疾病患牙的最后一个治疗手段。

那么，什么样的情况适合使用该手段呢？临床上如果患牙通过其他的治疗方法，例如根管治疗术、根管再治疗术、显微根尖手术等，都难以解决问题，则可以推荐采用意向性牙再植术来尝试处理。也就是说，意向性牙再植术主要用于临床上一般治疗方法不能解决的疑难杂症，是特殊情况下的治疗手段。

7. 什么样的牙齿非拔不可？

我们存留的牙齿能发挥咀嚼、美观和发音等功能，一旦牙齿不能发挥这些功能了，并且不可修复，甚至影响了全身健康，那就不得不拔除了，如不能修复的烂牙、矫正设计中为了获得间隙需要特定拔除的牙齿、长期发炎咬颊及食物嵌塞的智齿、多生牙等。

8. 牙种植后疼痛怎么办？

牙种植是个有创手术，所以术后可造成一定程度的局部性疼痛。如果术后出现疼痛，需配合消炎和止痛药物进行自我恢复。牙种植后若出现持续疼痛和不适，可能是术后感染，或者术后肿胀没有消除造成。如果疼痛没有逐步缓解，甚至逐步加剧，建议及时在种植医生处就诊，可能需要对局部伤口进行清洗以及抗感染治疗。

9. 乳牙根尖炎症会影响恒牙吗?

临床上如果乳牙发生根尖周炎，是很有可能会影响恒牙的。因为恒牙胚就处在乳牙根尖处，根尖的炎症扩散后就可能波及发育中的恒牙胚。总的来说，炎症会影响恒牙正常的萌出或者影响恒牙的形态、形成，造成牙齿发育不良。所以，如果临床上发现了龋坏的乳牙，应该及时进行相应的处理，如果发现了乳牙深龋造成的牙髓炎甚至根尖周炎，应该进行乳牙的根管治疗。乳牙的根管治疗能够比较好地消除根管的相应炎症，进而保障恒牙的正常萌出和发育。

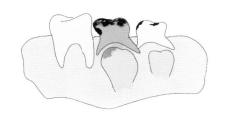

（六）儿童牙痛

1. 乳牙龋坏如何预防?

乳牙本身窝沟较深、容易积聚食物残渣、矿化程度不及恒牙，且儿童口腔卫生习惯尚未很好养成，食物中糖分及软食较多，容易在牙面沉积，使得乳牙容易龋坏且进展较快。乳牙龋坏可通过多方面进行预防，以下介绍几个比较常用的预防方法：

（1）让儿童养成良好的口腔卫生习惯，应注意早晚刷牙，饭后还应及时漱口。刷牙时需要按照正确的方式进行，如果儿童的年龄较小无法完成自主刷牙，可在家长的帮助下刷牙。

（2）少吃酸性以及刺激性的食物，特别是在儿童入睡之前，尽量不要吃零食。

（3）少吃含糖量较高的食物，例如糖果、饼干、巧克力。平时的饮食中应多摄入富含钙和纤维素的食物。在婴幼儿牙齿发育期间，尽量避免让婴儿含着奶瓶入睡，避免细菌在口腔内滋生，出现奶瓶龋等情况。

（4）建议家长在牙萌出后即前往口腔医生处建立口腔健康档案，适时进行医学预防，比如涂氟、窝沟封闭和牙列管理。

2. 乳牙龋坏要不要治疗？

许多家长以为乳牙会被更换，所以龋坏了不用管。这种图方便的想法是很不可取的。因为乳牙龋坏首先可能出现牙痛和牙体缺损，而牙缺损可进一步影响咀嚼咬合，从而影响生长发育；前牙龋坏会对颜面美观和发音不利，影响儿童心理健康；乳牙龋坏也可能导致根尖周炎，波及恒牙胚，造成未萌出的恒牙发育不良。乳牙龋坏百害无一利，因此建议尽早治疗。

3. 乳牙龋坏了会影响恒牙吗？

恒牙胚处在乳牙根尖处，根尖的炎症扩散后就可能波及发育中的恒牙胚，造成恒牙发育不良。而且乳牙龋坏可能致使牙齿过早脱落，邻近牙齿可能会向缺损处移位，造成间隙缩窄，恒牙胚没有足够的位置萌出，生长拥挤，牙列不齐。

4. 乳牙龋坏要拔还是要治？

对于简单的乳牙龋坏我们一般补牙就可以处理，如果波及牙神经，那就需要进行乳牙根管治疗了。但如果临近这颗牙的换牙期，出现了牙根吸收，或者因为龋坏太深造成缺损过大不能修复，根管治疗的效果往往不佳，可以考虑拔除乳牙。拔牙后的空缺根据缺牙位置及生长发育阶段，在恒牙萌出之前可能需要使用间隙维持器来保持。

5. 孩子害怕治牙怎么办?

　　许多孩子都害怕看牙，这可能是之前不适的看牙体验或者家长恐惧情绪的传递导致的。那么怎么克服这种恐惧呢? 我们可以尝试先带孩子到口腔门诊转转，提前熟悉环境。熟悉以后，可以诱导进行无创无痛的检查和预防操作，尽量降低孩子的心理排斥。循序渐进地去引导，让他们慢慢习惯。孩子看牙的时候，要以预防为主，从小做起，不要等到孩子五六岁了，牙痛了以后再去看口腔医生。这时候孩子在心理上就是很恐惧的，并且这种恐惧心理可能会伴随很长时间。平时在家里可提前给孩子看些牙齿方面的童话书、动画片，使他们心理上更能接受口腔医生的操作，有助于缓解看牙时的恐惧。并且，平时不要一直强调牙痛、拔牙等，让孩子产生恐惧心理。

　　总的来说，孩子害怕治牙，家长可以给予心理疏导，让孩子放松心情，不要过度紧张。同时家长要及时地和孩子、医生进行沟通。另外，建议一定要去正规的医院给孩子拔牙，以免让孩子的牙齿被感染。平常多注意孩子的口腔卫生，养成良好口腔清洁和保健习惯。

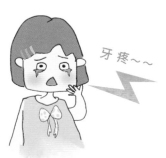
牙疼～～

第二章　牙龈篇

（一）什么是牙周组织

1. 牙周组织的定义是什么？

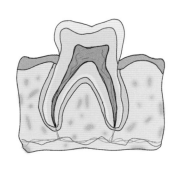

牙齿周围的组织叫作牙周组织，由牙龈、牙槽骨、牙周膜三个部分组成。牙周组织为牙齿提供了支持作用，为牙齿正常行使功能"保驾护航"。

2. 什么是牙龈？

简单来说，牙龈就是牙齿和牙槽骨周围粉红色的软组织。牙龈由龈乳头、游离龈和附着龈三个部分组成。龈乳头是牙齿和牙齿之间的牙龈凸起，我们有时候感到牙齿之间有"缝缝""黑三角"，就是龈乳头退缩引起的。游离龈也叫边缘龈，是位于颈部边缘、不与牙龈紧密相连的软组织，当游离龈退缩时，我们牙齿的根面暴露后往往就会出现敏感的症状。附着龈是附着于牙槽骨及牙体的牙龈组织，这一部分牙龈相对来说质地坚韧，表面有角化层，为我们的咀嚼运动提供支持。

3. 什么是牙槽骨？

牙槽骨是上下颌骨包围和支持牙齿的部分。牙槽骨是人体骨骼中改建较活跃的部分之一，乳牙脱落、恒牙萌出等都会导致牙槽骨出现吸收和新建，这也是我们的牙齿能做矫正的生物学基础之一。

4. 什么是牙周膜？

牙周膜也称牙周韧带，是牙根与牙槽骨间的致密结缔组织。这些纤维束一端伸入牙根，一端伸入牙槽，通过不同方向的排列来支持牙齿的咀嚼运动，并缓冲外来力量，避免其直接作用于牙槽骨中。这种自然的结合方式与我们种植牙是不同的：种植牙是种植体与牙槽骨之间直接形成骨整合，没有纤维束来连接种植体和牙槽骨。因此种植牙的咀嚼模式相对于天然牙是一个更加刚性的模式。牙周膜同时也是我们牙齿的"力量感受器"，当我们咬紧牙关的时候，牙周膜就会告诉我们该休息了。

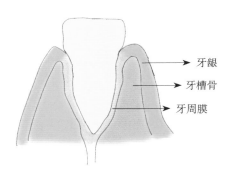

牙龈
牙槽骨
牙周膜

5. 牙齿和牙周组织是什么关系呢？

牙齿就像树木，而牙周组织就像土壤。土壤为树木提供支持的力量，帮助树木承受风雨的侵袭，同时也在一定程度上为树木提供营养。当水土流失（牙周组织退缩和吸收）发生时，树根可能会裸露出来（牙根暴露、牙齿敏感），树木可能会在风中摇晃、不再稳定（牙齿松动）。当水土流失到一定程度时，树木也就无法再生存了（牙齿拔除）。因此，对牙周组织的健康维护，极大程度上决定了我们牙齿的使用寿命。只要定期做好完善的牙周维护，我们的牙齿是有可能使用一辈子的。

（二）牙周病有哪些原因

1. 为什么我的牙龈会痛？

牙龈疼痛的原因很多，但绝大部分是牙周组织的炎症引起的。虽然牙龈或者牙周组织的炎症会受到很多因素的影响，比如吸烟、遗传、饮食习惯等，但卫生状况差才是炎症发生的关键。当我们的牙龈没有清洁干净时，它就可能通过疼痛的形式向你"抗议"。

2. 刷牙总是出血，是什么原因呢？

刷牙时出血基本上是牙周组织炎症的表现。当牙龈出现炎症时，牙龈组织会肿胀充血，所以牙龈组织在受到机械刺激时容易出现渗血的情况，甚至有可能在没有明确机械刺激的时候牙龈也会渗血。白天因为唾液的分泌和不自主的吞咽动作，我们对于牙周组织的渗血可能没有明显的感受，但当一觉睡醒后，嘴巴里就可能感到有一口血，这很可能就是牙龈发炎造成的。极少数的刷牙后出血不止也可能是因为血液疾病导致凝血不佳，常规查血或前往血液科就诊即可排查鉴别。

3. 吃东西的时候感觉没有力气，有时候还感觉牙齿有些伸长，是什么问题呀？

这些表现是牙周组织炎症的典型表现——咀嚼无力和伸长感。牙龈清洁工作不到位，藏污纳垢之后就会出现牙龈的炎症，使吃东西没有力气。同时，牙周组织炎症也可能引起口腔异味、出血、牙齿松动等各种症状。这些症状的严重程度有所不同，但我们对于牙周的维护，不应该取决于自己的症状。这就像口渴的时候再喝水已经晚了，当你出现牙周症状后再做牙周治疗就已经晚了。牙周组织的炎症应该防患于未然，预防永远比治疗更加有意义。同时应注意，部分咀嚼无力的表现与颞下颌关节紊乱病有关，这种咀嚼无力主要涉及耳前区或整个颊面部的不适，而非口内牙齿的感受。

4. 我的牙齿没有坏，但牙龈突然肿起来了，还很痛，这是为什么呢？

这很可能是牙周组织炎症的后期表现之———牙周脓肿，即牙周来源的炎症造成了大量的炎性渗出，聚集于颌面部软组织，形成了局部的肿胀。这种炎症如果进一步发展播散，甚至可能引起间隙感染，这时候再想控制炎症就会变得更加困难，而且严重的时候甚至有可能危及生命。

5. 我牙齿没有坏，但为什么老是觉得敏感呢？

在排除牙体问题的前提下，牙周组织炎症发生后可能引起牙龈的退缩，牙齿的根面暴露在口腔环境中，所有的冷热刺激都会直接作用于更加脆弱敏感的牙根，使得我们觉得自己的牙齿敏感。这就像脱了衣服我们会感到寒冷一样，牙根天然的衣服（牙龈）被褪去之后牙齿本身将难以承受温度的影响。

6. 我牙齿松了跟牙龈有关系吗？

有关系。之前我们讲过，牙齿像树木，而牙周组织（包括牙龈在内）像土壤。当我们不爱惜土壤，出现了水土流失之后，树木就难以立足，不能扎根大地了。牙龈是防止骨吸收的第一层保护，就像保护着树根的土壤一样，当土壤开始一点点流失时，树根也就一步步暴露，乃至最后大树倒地。

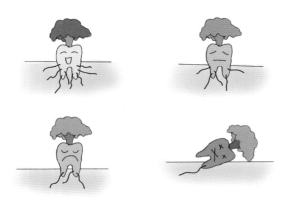

7. 吸烟会让我牙齿变松吗?

吸烟是牙周组织炎症的重要促进因素。当出现牙周组织炎症后,抽烟会促进牙周病变进展。而且吸烟会让很多牙周治疗的效果变得更差。所以抽烟是有可能让牙齿变得更松的。

8. 怀孕之后,嘴巴里经常出血,是怎么回事呢?

妊娠期女性因为激素水平的变化,会更容易出现牙周炎症,而出血正是牙周炎症的表现之一。妊娠期牙龈炎的表现除了牙龈组织红肿、出血,还可能有牙龈瘤,即形成牙龈的增生。这些表现也都是牙周炎症的结果。不管在什么背景下,牙周疾病的始动因素都是牙菌斑,所以,我们应该时刻注意我们口腔的清洁卫生情况。

(三)牙周病应该怎么治疗

1. 牙龈反复肿痛,应该怎么处理呢?

牙龈的肿痛多源于牙周炎症的急性发作,比如急性龈乳头炎、牙周脓肿等。若牙周炎症处于急性期,可以考虑前往口腔急诊科就诊。若是急性龈乳头炎,可以考虑通过冲洗、上药的方式，暂时缓解急性期的牙周症状；若是牙周脓肿，且符合切开引流的适应证，那么需要通过切开脓肿的方式来缓解急性期症状。同时，我们还要尽快进行牙周基础治疗，清理口内的牙菌斑及牙结石等，避免牙周炎进展。

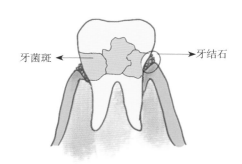

牙菌斑 ← ··· → 牙结石

　　针对牙龈的肿痛，除了去看口腔医生，我们自己也有很多日常维护工作需要做。首先，每颗牙齿都有5个面暴露在口腔中，颊面、舌面（腭侧）、近中面、远中面及咬合面，使用普通的电动和手动牙刷，我们能清洁到的位置都只有颊面、舌面及咬合面，近中面和远中面的清洁需要依靠牙线或者牙间刷来完成。即使不能做到每餐之后都清洁牙齿的邻面，我们也应该保证每天一次对邻面进行彻底的清洁。其次，我们每天刷牙即使刷得再干净、次数再多，牙菌斑也会黏附在我们的牙面上。因此每年或者每半年一次的洁牙也是日常必备的牙周卫生护理工作。最后，对于部分牙周炎症较严重的伙伴，或者有家族遗传史的人，使用漱口水也是一个不错的维护牙周卫生的方式。但是诸如氯己定等医用漱口水不建议长期使用，因为这有可能引起口内牙周菌群失调。

2. 牙齿松了之后应该怎么办呢?

除了咬合创伤等原因，牙齿松动基本上都是牙周组织炎症引起的，而导致牙周组织炎症的关键诱因就是口腔卫生状况差。所以针对牙齿松动，我们首先应该做清洁工作。松动的牙齿如果在吃饭和咬合的过程中引起了疼痛，可以前往医院就诊，口腔医生会根据牙齿的松动情况判断牙齿是否还具有保留的价值。已经严重松动的牙齿，难逃被拔掉的命运。因为很多牙周炎症严重的牙齿本身也会成为加重邻牙牙周炎的诱因，与牙周病形成一个恶性循环，可能会引起更多的牙槽骨吸收，从而危害更多的牙齿。

3. 朋友总说我嘴巴是臭的，应该怎么办呢?

口臭的原因绝大多数是牙周炎症，极少数是消化道的问题。所以对于没有消化道症状的口臭者，应该做的第一件事情就是进行牙周基础治疗，完善牙周的清洁工作。

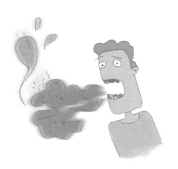

4. 嘴巴里老是有血丝，应该怎么治疗呢?

嘴巴里经常出现血丝，主要考虑是牙周组织炎症引起的。而控制牙周组织炎症最关键的就是维护牙周的清洁卫生。所以如果嘴里老是有血丝，我们应该及时前往口腔科就诊，通过牙周基础治疗等方式来改善牙周组织炎症的状况。

5. 我嘴巴里突然一直出血，止不住地渗出来，应该怎么办啊?

可以先自行用纱球按压，同时立即前往口腔急诊科就诊。在没有外伤的情况下，口腔突然出血大部分是牙周组织炎症引起的，牙结石等尖锐物摩擦充血的牙龈组织导致其破损出血。很多时候这样的出血通过按压难以完全止血，即使暂时止住了可能后期还是会继续出血，所以医生通常会通过手动或超声波洁刮治的方式先将出血区域的牙齿清洁干净，避免对充血牙龈组织的进一步刺激。很多时候，当局部的洁牙完成后，出血自然就停止了。这也反映了牙周基础治疗的重要性，不要出现了问题才想起来往口腔急诊科跑，我们的牙周健康是需要大家定期爱护的。

6. 我正在吃抗凝药，现在嘴巴里突然出血了，是不是应该把抗凝药停了呀?

不是。在没有外伤的情况下，口内突然出血的出血量一般都较小，不会立即对生命造成威胁。这种情况下，我们可以立即前往口腔急诊科就诊，由医生判断应该如何止血。一般情况下，口内出血都与牙周问题有关，因此定期的牙周健康维护对我们长期口服抗凝药的人更加关键。不应该因为口腔出血而擅自停用抗凝药，而应咨询心内科医生决定全身治疗方案。

7. 怀了娃娃之后，我牙龈上就长了一个肉坨，应该怎么办啊?

考虑是妊娠期牙龈瘤的情况。妊娠期女性的激素水平发生变化，牙周组织炎症会更容易出现和发展。所以建议女性在备孕期完成牙周清洁卫生工作，降低妊娠期牙周病的风险。若出现了妊娠期牙龈瘤，建议尽快于牙周科进一步就诊，当面与医生沟通不同的治疗方案，自己根据自身的情况决定如何治疗。

8. 坐月子的时候真的不能刷牙吗？

坐月子的时候更应该做好口腔的清洁卫生工作，一部分朋友因为害怕坐月子时刷牙或进行口腔治疗会产生不好的影响，但这完全是迷信和没有根据的说法，咱们应该坚决抵制。

9. 医生告诉我应该定期洁牙，是对的吗？

是对的。因为我们刷牙、使用牙线和漱口水，并不能完全阻止牙菌斑的定植附着，我们必须通过洁牙这种方式来维护我们的口腔清洁。在排除了禁忌证后，每半年或一年进行一次洁牙是情理之中的。

10. 我听说还能用激光来治疗牙龈，是真的吗？

是真的。我们可以通过激光来进一步清洁牙周组织（比如深牙周袋），也可以通过激光在妊娠期无痛切除妊娠期牙龈瘤（避免局部麻醉）。在当今的口腔治疗领域，激光的应用已经非常广泛，在消炎、切割、止血、止痛等各个方面激光都有着不俗的表现。不过具体进行什么方式的治疗，我们应该听从医生的建议来决定。

（四）我们应该怎么进行牙周组织的日常维护呢

1. 我每天刷3次牙，可以不洁牙了吗？

不可以。刷牙并不能代替洁牙，即使每天刷牙次数再多、刷牙时间再长，我们仍然需要通过洁牙的方式来维护口腔健康。刷牙虽然也能延缓牙菌斑的形成、清除食物残渣和软垢，但是刷牙并不能代替洁牙。相反，洁牙是和刷牙一样重要的牙周日常护理方式，我们每一个人都需要通过刷牙和洁牙来维护牙周组织的清洁和健康。

2. 我准备怀孕了，在怀宝宝之前我需要洁牙吗？

建议咱们的准妈妈在妊娠之前，都能进行完善的牙周基础治疗（包括洁牙）。主要有两点原因：第一，妊娠期女性的激素水平会发生变化，雌激素和黄体酮的分泌量都会显著增加，这会使得妊娠期女性更容易出现一些牙周问题，比如妊娠期牙龈炎、妊娠期牙龈瘤等。虽然我们无法控制妊娠期激素的改变，但在怀孕前通过完善的牙周基础治疗，能有效减少妊娠期牙周病发生的可能。第二，妊娠期的牙科治疗因为会带来疼痛和恐惧紧张，存在造成流产的可能，给治疗带来了更多的风险，因此相对来说并不是一个最佳的治疗时机。虽然我们逐渐发展出了很多治疗手段和理念来减少妊娠期治疗的风险，但是口腔健康的预防理念是我们每一个准爸爸和准妈妈都应该牢记于心的。在口腔健康中，日常维护和预防才是性价比最高的模式，等到了不得不治疗的时候，我们的费用和时间成本就会成倍增加了。

3. 每天应该刷几次牙，每次刷多长时间呢？

一般来说，我们每天至少应该刷两次牙、每次应该刷够三分钟。不过除了刷牙次数和时间，我们还应该注意刷牙的时机，比如睡前我们是需要刷牙的，刷牙后我们也不应该再进食了，要避免食物残渣在嘴巴里过夜。刷牙的方式也很重要，除了流传最广的巴氏（Bass）刷牙法，我们常用的刷牙法还有圆弧（Fones）刷牙法、查特氏（Charters）刷牙法。每种刷牙方法都有不同的应用场合，比如巴氏刷牙法更多的是为了做好牙周组织的清洁；圆弧刷牙法因其操作简单，更多应用在儿童的刷牙过程中；而查特氏刷牙法则对佩戴固定托槽矫治器的朋友更为适用。此外，我们的牙刷也应该定期更换，常规3～4个月就应该更换一次牙刷，或者在发现牙刷毛有不整齐的分叉之后就及时更换。

4. 什么是巴氏刷牙法呀?

巴氏刷牙法分为三个部分,第一部分,刷牙颈部龈缘:

(1)手持刷柄,将刷头置于牙颈部,刷毛与牙长轴成45°角,刷毛指向牙根方向(上颌牙向上,下颌牙向下),轻微加压,使刷毛部分进入龈沟,部分至于龈缘上。

(2)以2~3颗牙为一组,短距离(约2mm)水平颤动牙刷4~6次,然后将牙刷向牙冠方向转动,拂刷唇舌(腭)面。注意动作要轻柔。

(3)将牙刷移至下一组2~3颗牙的位置重新放置,注意和上一组要有1~2颗牙的位置重叠。

(4)刷上前牙舌(腭)面时将刷头竖放在牙面上,使前部刷毛接触龈缘或进入龈沟,做上下提拉颤动,自上而下拂刷,不做来回拂刷。刷下前牙舌面时,自下而上拂刷。

第二部分,拂刷颊舌(腭)面:在上述第一部分(2)和(3)步骤间进行,以保持刷牙动作连贯,要依顺序刷到上下颌牙弓唇舌(腭)面的每个部位,不要有遗漏。

第三部分,刷咬合面:刷毛指向咬合面,稍用力做前后来回刷,注意上下左右区段都必须刷到。

5. 什么是圆弧刷牙法呀?

在闭口即上下牙咬在一起时,将牙刷放入口腔前庭,刷毛轻度接触上颌最后磨牙的牙龈区,用较快、较宽的圆弧动作,以较小的压力从上颌牙龈拖至下颌牙龈。前牙切缘对切缘接触,做连续的圆弧形颤动。舌侧面与腭侧面需往返颤动,可以由上颌牙弓到下颌牙弓。

6. 我可以只用漱口水,不刷牙吗?

不可以。口腔清洁工作离不开刷牙和洁牙,使用漱口水漱口只是牙周清洁的辅助手段，不能替代刷牙和洁牙。而且部分漱口水比如氯己定，不建议长期使用，因为长期使用有可能造成口腔内菌群失调。

7. 使用牙线是必要的吗?

是必要的。每个牙齿有5个面，我们平时刷牙能照顾到的区域仅仅是颊面、舌面和咬合面，近中面和远中面我们都需要通过牙线等方式来进行清洁和维护。针对固定桥或者连冠等牙线无法从邻面伸入的情况，则考虑通过冲牙器或者间隙刷的方式来清洁，其他所有的健康牙体及牙周组织，我们都应该通过牙线来做好清洁工作。如果不能做到每次餐后用牙线清洁，那么也应该做到睡前进行一次。

8. 冲牙器可以替代牙线吗?

不能完全替代。冲牙器也被称为水牙线，虽然一定程度上也能进行牙齿邻面的清洁工作，但它的清洁效果不如牙线这样彻底且直接。义齿修复后或固定矫正中的朋友，可以考虑在牙线不能达到的位置，借助冲牙器来辅助邻面的清洁工作。总之，使用冲牙器对口腔清洁有一定辅助作用，但在能使用牙线的情况下，我们应该使用牙线来清洁。

9. 牙线应该使用牙线棒、无蜡牙线还是加蜡牙线呢?

首先推荐无蜡牙线，其次才是加蜡牙线和牙线棒。牙线棒虽然也可以清洁邻面，但是很多人一支牙线棒就清洁完了整个口腔，这会使得口腔内的脏东西被牙线棒从一个地方带到另一个地方。所以，对于能掌握牙线使用的朋友是不推荐使用牙线棒的。对于新手来说，可以尝试使用方法加蜡牙线，因为阻力更小，相对来说可操作性更强，但加蜡牙线降低了牙线的摩擦力，清洁牙齿邻面的效果不如无蜡牙线。因此，对于能够熟练操作的人，我们建议使用无蜡牙线来清洁牙齿的邻面。

10.之前我牙齿不松，洁牙之后牙齿怎么变松了？

有部分朋友，长时间不洁牙，牙齿周围的脏东西形成了厚厚的硬壳——牙结石，将牙齿牢牢地包裹住。刚开始的时候，脏东西虽然引起了牙齿周围组织的炎症，造成了少量牙槽骨的吸收，但是这时候因为"水土流失"尚不算严重，牙齿即使已经开始变松了，但在牙结石的嵌入和包裹下也并不明显。这时候如果恰巧去洁牙了，就有可能感觉"之前牙齿不松，洁牙之后牙齿变松了"。但实际上洁牙不过是让牙齿已有的问题暴露出来罢了，当牙结石引起的牙周炎进一步侵蚀牙槽骨，造成更多的牙槽骨吸收时，牙齿很可能就难以保留了。牙结石是不可能为牙齿提供足够的咬合力的，我们牙齿之所以能稳固是因为牙槽骨在发挥作用。

11.我每次洁牙的时候牙齿都很酸，之后两三天也都不太舒服，这是正常的吗？

洁牙的时候牙齿酸有可能是牙齿本身敏感，有可能是牙龈退缩引起了牙根暴露所以敏感，也有可能是楔状缺损或龋齿等引起了牙齿敏感。之后两三天可能仍会继续有敏感和渗血的情况，一般是正常的现象。但是对于龋坏和楔状缺损，我们有可能需要做治疗，可以在洁牙完成后进一步前往牙体牙髓专科处理相关问题。

12.关于牙周健康的维护，口腔医生有什么建议吗？

对于绝大多数人来说，我们每年或者每半年就应该进行一次牙周基础治疗来维护牙周的卫生和健康。我们总是说，口腔的疾病应该"防患于未然"。以一颗牙齿举例，在牙齿刚刚萌出的时候，我们应该通过涂氟、窝沟封闭的方式来预防龋病的发生，这样一颗牙的花费可能是几十元；若龋病发生了，我们需要补牙

（树脂充填术），花费可能是几百元；若龋病进一步进展，影响了牙髓，需要做根管治疗，花费可能是好几千元；若牙齿坏得更严重，以致难以保留。那么拔牙做种植牙可能会花费几万元。从经济成本出发，我们能非常直观地了解我们付出代价的递增，所以，"防患于未然"我们始终都应该铭记于心。

第三章　口腔疼痛篇

（一）什么是口腔黏膜

除了牙齿和牙龈，我们通过照镜子还能看见舌头、口底、上腭、唇黏膜和颊黏膜。不同部位的表皮性质是有差异的，比如舌背和牙龈的部分，相对来说是比较粗糙的，能够应对咀嚼过程中的摩擦。众所周知，舌头掌管着我们的味觉感受，除了味觉感受器还有其他特殊结构，比如我们舌背的四种乳头：第一种乳头叫作丝状乳头，我们通常说的舌苔就是丝状乳头构成的；第二种是菌状乳头，这一部分乳头是分布在舌背上的一个个的小红点，它的体积比丝状乳头稍大一点；第三种是轮廓乳头，它是四种乳头中体积最大的、数目最少的乳头，位于舌背的后份；最后一种是叶状乳头，位于舌缘后份，常常不易被发现，成褶皱状，常被大家误认为是病损。而嘴唇、口底和颊部的黏膜相对来说质地更加柔软，伴有唾液分泌的腺体在这些位置开口，比如我们的腮腺乳头就是长在上颌后牙两侧的位置，不少人会误以为这两个区域长了"包包"，实际上只是我们正常的组织结构。

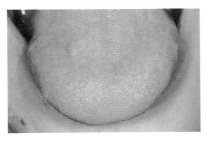

丝状乳头和菌状乳头

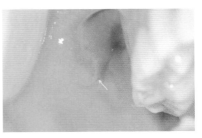

腮腺乳头（腮腺导管口）

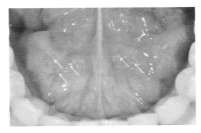

舌下腺导管口

（二）口腔黏膜病

1. 口腔里牙齿和牙龈以外的位置老是疼痛，可能是什么原因造成的呢？

有可能是黏膜问题造成的疼痛，建议在口腔医院的口腔黏膜病专科就诊。口腔黏膜病大部分为病因不明确的慢性病，很多疾病在治疗上只能控制，难以根治。所以口腔黏膜病需要定期、长期于口腔黏膜病专科医生处就诊，观察病情、调整用药方案。而且部分口腔黏膜病如口腔白斑病、黏膜下纤维性变等都可能慢慢发展成癌症，部分黏膜疾病如大疱性疾病可能致死，因此，我们对于口腔黏膜病应该引起重视。

2. 我舌头上长了花纹，还会变化形状和位置，是得了癌症吗?

从描述判断，倾向于"地图舌"，又叫"游走性舌炎"。这一疾病的病因也尚未明了，可能与免疫、遗传、精神压力、吸烟等因素相关。疾病表现为不规则形状的红色病损，周围被白色的舌苔围绕，病损的大小、形状和位置都会出现变化，少部分地图舌患者可能出现进食刺激性食物后疼痛的感觉。我们前面讲过舌部的四种乳头，地图舌实际上就是"地图区域"丝状乳头萎缩、"地图边界"丝状乳头增生引起的临床表现。这种疾病不会传染，也不会变成癌症。

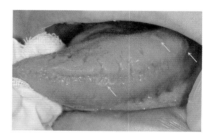

地图舌

3. 我舌头长了些裂纹但是不疼，它会不会完全裂开呢?

从描述判断，像是"沟纹舌"的表现，它不会发展造成舌头完全裂开。沟纹舌是口腔黏膜的常见疾病，常与地图舌伴发出现，表现为舌背上纵横交叉的裂沟或裂隙。沟纹舌的裂隙内上皮完整，多仍有舌部的乳头结构，多数患者不会出现进食时的刺激

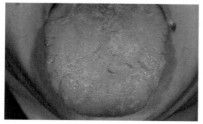
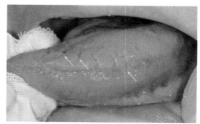

沟纹舌

疼痛等症状，常常也无需特殊药物治疗。但建议沟纹舌患者在刷牙的过程中使用牙刷清洁舌背表面，避免裂隙内藏污纳垢。

4. 我舌头总是火烧火飘的，是不是舌头烂了？

依据症状描述，考虑是"灼口综合征"，不是舌头烂了。灼，即烧灼的意思，火飘飘的感觉。口，就是指烧灼发生的部位，也就是我们的嘴巴。这个疾病的病因并不清楚，但确定的是与精神因素密切相关：工作压力大了、睡眠不好了、紧张焦虑了，都有可能引起或者加重灼口综合征。该病在更年期女性身上更为频发，临床上并无确切的病理性损伤，仅考虑是感觉神经末梢异常引起的感觉不适，不会传染，也不会进一步发展成癌症。这个疾病的治疗除了请口腔黏膜病专科医生开药治疗，还需要放松心情，多跳跳舞、多出去旅游，不要一天到晚闷在家里，不要时不时地照镜子观察自己的舌头。很多时候越是看得多，越是去关注不舒服的地方，也就越感觉难受。临床上，我们遇到有患者在了解了这个疾病之后，回家放松心情、调节情绪，甚至没有用药，症状就自行缓解了。

5. 舌头上面长了红籽籽，是得了癌症吗？

这个需要临床检查才能判断，但舌头上面的红籽籽最大的可能是我们之前提到过的菌状乳头。这种舌背表面的红籽籽每个人都有，只是有的人更明显，有的人不太明显，但菌状乳头是我们口内的生理性结构。

6. 我舌头两边长了好几个"红包包"，怎么办？

这个需要临床检查才能判断，但舌头两侧的"红包包"最大的可能是我们之前提到过的叶状乳头。叶状乳头位于舌缘后份，淋巴滤泡前份的红色质软褶皱。一般在没有疼痛、肿胀、出血等症状的前提下，我们不需要过多关注。当没有症状，又怀疑自己可能因为舌头两边的"红包包"出现问题时，可以看看家人的舌缘后份的情况是否与自己类似，这是一个大家都有的生理性结构，只是有的人可能更加明显且容易识别。

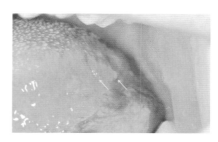

叶状乳头

7. 嘴巴里经常长溃疡，是什么原因引起的呢？

大多数的反复发作且能自行愈合的溃疡都是阿弗他溃疡，大约有1/5的人群被阿弗他溃疡困扰。这个疾病的病因与免疫因素、精神因素、遗传因素、系统性疾病、作息等都有关系。这个疾病是不会传染，也不会癌变的。但从治疗上说，我们仅仅只能通过调控一小部分因素来控制疾病的发生。通常阿弗他溃疡的治疗，以控制疾病发作的频率和程度为目的，因为疾病病因的复杂性，往往不能被根治。

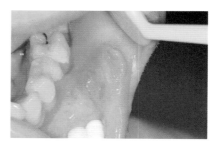

口腔溃疡

8. 我嘴巴里的口腔溃疡怎么治疗呢？

具体的治疗方案，应该与口腔黏膜病专科医生沟通。但口腔溃疡的治疗主要是两个方面：第一，对症治疗，即解决患者的溃疡疼痛问题，加速溃疡的愈合。这一部分主要通过局部清洁和涂擦药物来实现。第二，调节全身免疫系统，以期降低溃疡发作的频率，减少溃疡发作的程度和影响。同时，大家也应保持规律作息，健康饮食，适当减少工作或学习带来的压力，好的心情和愉快的生活氛围对我们溃疡的控制也是具有积极作用的。

9. 阿弗他溃疡这么频繁发生，会变成癌症吗？

阿弗他溃疡是典型的良性病变，这种溃疡的一个典型表现就是它能够自行愈合，医学上称之为"自限性"。大多数的阿弗他溃疡从发作到愈合一般会持续1~2周的时间，少数重型复发性阿弗他溃疡持续的时间可能更长。在什么情况下，我们要怀疑这个溃疡有可能会出现不好的病变呢？溃疡长期迁延不愈，尤其是局部用药之后溃疡仍不缓解甚至加重；溃疡触之质韧，甚至有凸起等增生物形成。当这些情况出现之后，我

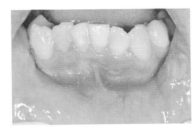

阿弗他溃疡

们需要尽快前往口腔黏膜病专科医生处就诊，让专业医生帮助我们判断疾病的严重情况，以决定进一步的治疗方案。

10. 我两边脸颊上都长了白色的花纹，吃辣椒就疼痛，这是什么问题呢？

依据症状描述，考虑是"口腔扁平苔藓"。口腔扁平苔藓是一种常见的口腔黏膜病，没有传染性。该病的发病机制同样并不明确，考虑与精神因素（如疲劳、焦虑、紧张）、免疫因素（免疫力下降）、内

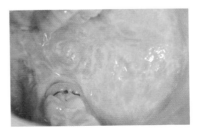

左颊部白纹

分泌因素（内分泌代谢紊乱）、感染因素、微循环障碍因素、微量元素缺乏以及某些全身疾病（糖尿病、感染、高血压、消化道

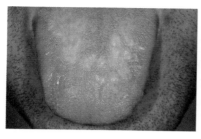
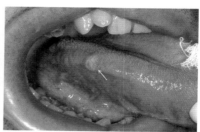

舌背白纹 　　　　　　　　　　　右舌缘白纹

功能紊乱）相关。该病的典型临床表现是口腔黏膜出现珠光白色网纹，可能伴有溃疡的发生。口腔扁平苔藓在中年女性中更为多见。该病有可能发展为癌症，因此需要前往口腔黏膜病专科医生处就诊并遵医嘱定期复查。

11.我嘴唇上长红斑，面部还有蝴蝶斑，这是什么疾病呀?

依据症状描述，考虑是"盘状红斑狼疮"。盘状红斑狼疮的病因也不明确，与紫外线照射、创伤、感染因素、药物、食物因素等相关，是红斑狼疮谱系疾病中最轻的一种。下唇唇红是盘状红斑狼疮的好发部位，形成红斑样病损，红晕外围常见放射状排列的白色短条纹。病损还可以相互融合，形成更大的创面。面部皮肤的典型病损常发生在鼻梁和鼻侧以及双侧颧部皮肤所构成的、类似蝴蝶形的区域，为持久性的红色斑，因此常被称作"蝴蝶斑"。该病同样有癌变的风险，因此怀疑患有盘状红斑狼疮者，应该及时前往口腔黏膜病专科医生处就医。

12.我牙龈上有一些白色的凸起，不能擦去，应该怎么办啊?

通过描述怀疑是"口腔白斑病"，这是口腔里常见的癌前病变。这个疾病的发作与吸烟、念珠菌和人乳头瘤病毒的感染、全身因素（微量元素缺乏、遗传因素、脂溶性维生素缺乏）等相关。吸烟是口腔白斑病发病的重要因素，其中旱烟、纸烟、水烟的危害从高到低，同时吸烟也几乎是口内所有恶变疾病的不良因素或病因，"吸烟有害健康"不是一句空谈。当怀疑自己发生了口腔白斑病之后，我们应该尽快前往口腔黏膜病专科医生处就医。因为口腔白斑病存在癌变风险，我们需要在专科医生的帮助下判断疾病的进展程度，制订合理的治疗和复诊随访方案。

13.我嘴巴附近经常会出现成簇的小疱，会疼痛，这是什么病啊？

通过描述判断，考虑是"复发性唇疱疹"。复发性唇疱疹多为原发性疱疹感染愈合以后，多次反复出现的单纯疱疹病毒感染。单纯疱疹病毒可以在机体中潜伏，平时不引起任何症状，但人体无法产生永久免疫力，当机体遇到了诱发因素如劳累、妊娠、情绪不佳、发热、寒冷、感染、创伤等时，就可能激活体内潜伏的病毒，致使疱疹复发。对于已经确定是复发性唇疱疹的患者，我们可以自行使用以往使用过的抗病毒药物，如阿昔洛韦、伐昔洛韦等（用药前须详细阅读药品说明书，避免禁忌证和过敏），也可以局部涂擦阿昔洛韦软膏来加速疱疹的愈合。

14.医生说我得了"蛇缠腰"，这是什么疾病啊？

"蛇缠腰"是"带状疱疹"的俗称，因为该病有可能出现腹部病损，就像蛇缠在腰上一样。该疾病是由水痘-带状疱疹病毒引起的。儿童初次感染水痘-带状疱疹病毒时，表现为水痘，康复以后少量的病毒潜伏在机体内，机体产生持久的免疫能力，极少再次引起相关症状。但多年后，当出现与免疫系统相关的诱发因素时，如肿瘤、创伤、艾滋病或长期大量使用糖皮质激素，均可能诱发带状疱疹。带状疱疹的发病率可能随着年龄的增加而增高，一般情况下带状疱疹一生中只会发生一次。带状疱疹最常见的口腔表现是单侧皮肤及黏膜出现红斑、水疱，之后小水疱合并形成大疱，然后溃破形成糜烂，皮肤病损最终结痂。带状疱疹疼痛明显，老年人病程常为4～6周，且可能伴有全身表现，如发热、头痛、发力等。带状疱疹疼痛与我们一般的口腔黏膜病疼痛不同，会出现所谓的"神经痛"，也可能会引起牙痛，甚至在皮肤和黏膜的病损愈合后，还有可能出现带状疱疹后神经痛。因此，怀疑自己患有带状疱疹的朋友应该尽快就医，不仅是为了黏膜和皮肤病损的愈合，也为了减小带状疱疹后神经痛的可能。

15.脸颊里面出现了些黑色斑块，我需要看医生吗?

需要看医生。口腔黏膜黑色的色素沉着斑片多考虑是"黏膜黑斑"，但因为该疾病与恶性黑色素瘤等具有极高恶性程度且预后差的疾病难以鉴别，所以建议一定要前往口腔黏膜病专科医生处就诊，特别是突然出现的黑色斑片、体积持续扩大或有疼痛等情况时，我们更应该警惕。口腔黏膜病专科医生不仅能帮助我们确定疾病的诊断，还会通过一系列检查分析外源性色素沉着的可能。比如某些金属工厂工作的群体，可能因为职业暴露而引起色素沉着，这种情况可能就需要考虑改变生活及工作习惯、全身排毒治疗等方案。

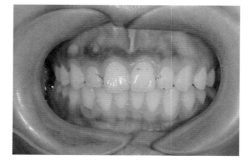

牙龈色素沉着

16.口腔黏膜脆弱，容易破损且会出现糜烂，疼痛明显，我应该怎么办啊?

从描述上我们考虑是"大疱性疾病"，大疱性疾病中最常见的类型是"寻常型天疱疮"，这是一类可以致死的免疫系统疾病，在将糖皮质激素应用于该病治疗之前，这一疾病的死亡率约为75%，因此，怀疑自己出现大疱性疾病时，应该尽快就医。对于寻常型天疱疮，糖皮质激素是首选药物。医生会遵循"早期应用，足量控制，合理减量，适量维持"的原则进行激素给药方案的制订。患者能做的就是严格按照专业医生的医嘱服药，坚持定期复诊，切勿擅自停药。因为糖皮质激素的错误停止，很可能会造成病情的反复而功亏一篑。虽然糖皮质激素的应用有很多并发症，比如消化道溃疡、糖尿病、高血压、骨质疏松、肥胖等，但要知道我们面对的是一个致死率很高的免疫系统疾病，所以可以适量使用。科学的治疗方式和积极的应对态度是我们每一个患者必不可少的健康法门。

17. 我嘴唇老是起皮屑，时不时很痒，是什么问题呢?

从症状描述看，像是"唇炎"的表现。在唇炎中，"慢性非特异性唇炎"是非常常见的类型，该疾病多见于年轻女性，病情反复，在寒冷干燥的季节好发，甚至可能持续数年迁延不愈。对于这一类唇炎，避免刺激因素是首要的治疗措施。比如，若涂擦某一类口红之后容易加重唇炎的症状，那么我们就应该尽量避免这种口红的使用。同样的，像咬唇、舔唇等不良习惯，烟酒、寒冷和辛辣食物等的刺激我们都应该尽量避免。唇炎的用药应该在与口腔黏膜病专科医生沟通后实施，但因为疾病病程的特殊性，很多时

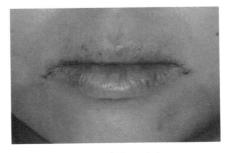

慢性非特异性唇炎

候局部涂擦的药物需要患者自己把握和调控频率。比如，若在用药后病情逐渐缓解，那么我们局部药物的使用频率也应该酌情降低；若在用药过程中病情仍无法有效控制，那么我们应该尽快复诊，明确是否需要调整用药计划。

18.口腔被我咬破之后起了个血疱，我应该自己把它挑破吗？

口腔黏膜创伤会引起"创伤性血疱"。在排除血液病的前提下，对未破的血疱可以消毒镇痛、抽取疱血，或刺破血疱壁放去淤血。对已破的血疱可以前往口腔急诊科修整残余疱壁，并注意口腔清洁卫生。若血疱持续有流血的情况发生，应该及时前往当地口腔急诊科就诊处理。

19.某天晚上嘴唇突然肿起来了，第二天又自己消肿了，是什么问题呢？

从症状描述看，像是"血管神经性水肿"的表现。该疾病多为过敏的表现，抗原进入机体后刺激细胞释放生物活性物质，引起小血管及毛细血管扩张及通透性增加。由于大量液体突然从循环系统（血管）渗透到了疏松的结缔组织中，因此组织迅速肿胀。部分情况下该疾病能自行缓解，在明确过敏原的情况下，隔离过敏原即可解除症状并防止复发。但对于情况严重者，仍需要前往口腔急诊科就诊，特别是对于出现了喉头水肿、呼吸困难的患者更应该引起警惕。

20.咀嚼槟榔时嘴巴张不开是什么问题呢？

考虑是"口腔黏膜下纤维性变"。这是一种可以累及口腔任意部位的口腔黏膜潜在恶性疾病，该疾病的发生发展与咀嚼槟榔有密不可分的关系。除了咀嚼槟榔，吸烟、饮酒以及营养缺乏都可加重口腔黏膜下纤维性变的进程。这种疾病的主要表现是口腔黏膜发白，同时出现皮革样质地的改变，常伴有口腔黏膜灼痛感，最后出现张口受限和吞咽困难等症状。口腔黏膜下纤维性变会极大地影响患者的生活质量，当开口度仅有一指甚至半指时，我们很难完成正常的进食、说话等日常行为，而且很多口腔黏膜下纤维性变的患者同时还伴有味觉减退、唇舌麻木的表现。在这里，口腔医生强烈呼吁各位朋友不要咀嚼槟榔！出现了相应症状的患者，应该尽早前往医院进行治疗。

21. 缺铁性贫血和溃疡有关吗？

有关。贫血是指人体外周血红细胞容量减少，不能将足够的氧运送至所需要的组织中而引发的疾病。其中缺铁性贫血指缺铁或铁利用障碍影响血红素合成造成的贫血，因此缺铁性贫血的病因是很明确的：铁摄入不足、铁吸收障碍、铁丢失过多。缺铁性贫血的患者容易出现口腔黏膜苍白、对外界反应敏感甚至容易出现口腔溃疡、舌背丝状乳头和菌状乳头萎缩消失，有的患者甚至还会出现口角炎等问题。对于缺铁性贫血的患者，除了明确病因、完善补铁等，更应该注意预防。比如对于幼儿应该及时添加富含铁的食品，避免偏食，并定期检查、诊治寄生虫感染。孕妇和哺乳期妇女也应该注意铁剂的补充。

22. 艾滋病患者的口腔表现是什么？

艾滋病患者的口腔表现很多。首先我们需要明白，艾滋病是人类免疫缺陷病毒（HIV）感染引起的进行性免疫功能缺陷，可激发各种机会性感染（真菌感染、病毒感染、HIV相关性牙周病）、肿瘤（卡波西肉瘤、非霍奇金淋巴瘤）和神经系统病变。真菌感染中，最常引起的就是"口腔念珠菌病"，相关的表现为黏膜上可以擦去的白色膜状物、弥散的红斑或舌乳头萎缩等。病毒感染可能引起"单纯疱疹""带状疱疹"及"毛状白斑"，毛状白斑是患者全身免疫系统被炎症抑制的证据之一，在免疫相对健全的患者中我们很难见到毛状白斑，毛状白斑多表现为双侧舌缘白色斑块，有的可以蔓延至舌背和舌腹，部分有褶皱外观，不能被擦去。卡波西肉瘤是一种罕见的恶性肿瘤，但是同时也是HIV感染后最常见的口腔恶性肿瘤，该肿瘤表现为单个或多个褐色或紫色的斑块或结节，病损从平伏逐渐发展为高出黏膜黏膜表面，可能出现溃烂或出血的情况。HIV相关性牙周病包括牙龈线形红斑、HIV相关性牙周炎、急性坏死性溃疡性龈炎、坏死性牙周炎、坏死性口炎。牙龈线形红斑是比较典型的艾滋病相关口腔表现，主要表现为在牙体边缘的游离龈上有界限清楚的鲜红色充血带，常规牙周治疗效果差，疾病的发生与口腔卫生并无显著关联。坏死性牙周炎以牙周软组织的坏死和缺损为特点，可出现牙龈、牙槽骨的破坏等。坏死性口炎则是更为广泛的组织坏死。

23. 糖尿病是否会引起口腔黏膜的问题呢？

糖尿病与口腔疾病关系密切。尤其是血糖控制不佳时，糖尿病患者更容易出现"灼口综合征"，可能出现口干、黏膜干燥、口腔念珠菌感染或味觉异常、口腔黏膜苔藓样损害、创口愈合迟缓等问题。所以糖尿病患者在积极控制血糖的情况下，对于口腔黏膜健康更应该引起重视，做到早发现、早干预、早治疗。

24. 结核病是否会引起口腔黏膜的问题呢？

有可能。"口腔结核"是由结核分枝杆菌侵犯黏膜引起的口腔慢性感染。口腔结核易于被发现的临床表现为结核性溃疡。结核性溃疡可发生在口腔黏膜的任何部位，在舌部更为多见。通常为边界清楚或线型的溃疡，一般溃疡较为浅表，表面微微凹陷或平坦，有时有少许脓性渗出物。溃疡的边缘微隆起，呈鼠噬状且向中央卷曲，仔细观察溃疡边缘处可看到黄褐色粟粒状小结节。结核治疗的原则为早期、规律、全程、适量及联合应用抗结核药。常规的结核治疗采用2～3种药物联合应用，用药的时间不少于6个月，患者应与医生保持密切沟通，不能擅自停药，确保不间断地实施规范治疗，减少耐药性的产生，最终才能治愈。

25. 对于口腔黏膜病医生有什么建议呢？

大部分的口腔黏膜病病因是不明确的，很多疾病也都是慢性病，只能控制，难以根治。因此口腔黏膜病患者与疾病之间的战斗是漫长的。在这个漫长的过程中，心理压力等负面因素可能使得病情进一步加重，所以积极的心态对口腔黏膜病患者是很重要的。同时，因为口腔黏膜病的治疗方式往往复杂多样，包含口服、局部用药、局部注射、雾化、光动力治疗、切除术等，患者需要有一个清晰的认知，知道我们每一步的目的和方向。另外，在定期遵医嘱复诊的基础上，若发现了病情加重或可能的癌变倾向，应该及时前往口腔黏膜病专科医生处复诊。

第四章　智齿篇

1. 什么是智齿，智齿在口腔内是什么样子的？

智齿是人类口腔内的第三磨牙，有别于其他恒牙萌出于青少年时期，智齿一般在16～25岁萌出，一般认为这个年龄阶段是智力发育的高峰时期，人类心智逐渐趋于成熟，有"智慧到来"的象征，因此这个时期萌出的第三磨牙被称为智齿。智齿还有一个别名，就是我们常说的尽头牙，之所以被称为尽头牙，是因为他是人类口腔内牙槽骨上最后一颗大牙，是牙列最里面的第三颗磨牙、从正中的门牙向里数的第八颗牙齿，如右图红色圆圈内所示，即为双侧部分萌出阻生牙。

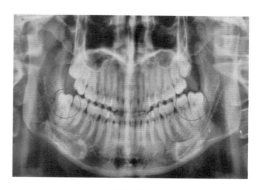

曲面断层片

2. 智齿与智力相关吗？人为什么要长智齿？

智齿与智力无明显相关性。但2021年一篇*SCIENCE*子刊报道显示，智齿的发育与人类身体发育相协调，尤其是与决定身体发育是否成熟的颅骨发育密切相关。自然界绝大部分动物的牙齿发育都是一个快速发育的过程，快速建立牙齿咬合有利于动物在自然界的自我保护和获得更多的食物。有别于其他动物，人类生长发育需要经历十几年的漫长发育期，人类牙齿生长于颅颌面骨骼中的颌面骨骼上，在口腔内牙齿咬合力量通过肌肉传到颌骨，进而传导到整个颅骨，在发育过程中过大的咬合力量不利于颅骨发育，甚至会导致发育畸形。因此，乳牙列期、6岁（六龄牙）、12岁（恒牙列期）和18岁（智齿萌出）左右都会有与发育和进食相关的磨牙更替匹配，牙齿萌出更替与颅颌面骨骼以及身心发育精准同步，过早或过晚的牙齿萌出异常都可能导致发育问题，甚至功能障碍。然而相较于其他磨牙，智齿是最后萌出的磨牙，在学术上很多学者认为智齿是人类进化过程中退化的牙齿，随着人类进化，进食越来越精细，人类不需要更大的咬合力量辅助进食，颌骨适应辅助肌肉力量的改变，咬合力量逐渐减弱，颌骨亦逐渐变得短小，这样使在成年后萌出的第三磨牙（智齿）没有足够空间萌出，导致智齿萌出位置不当，或部分萌出，不利于口腔清洁，导致感染等口腔疾病。

3. 是不是每个人都会长智齿？

研究报道，智齿在整个人群中患病率高达60%～84%，且每个人具有的智齿数量不等，可为1～4颗，与遗传密切相关。部分人群在智齿区域亦会生长多生牙，在智齿区域可有多个疑似阻生牙的影像学显示。智齿虽然萌出时间一般在16～25岁，然而因为智齿萌出空间不够，萌出时间又在颌骨发育完成后，因此智齿常埋伏于软组织或骨组织内，甚至致使临近牙齿受损。判断自己有没有智齿或有几颗智齿，不能单纯通过照镜子直视检查，很多人需要到口腔专科医院拍X光片才可以确认。

4. 智齿一定要拔除吗？

大部分智齿都应该拔除。在功能上智齿属于进化过程中退化的牙齿，萌出空间和时间也远落后于口腔中其他恒牙，绝大部分智齿萌出后并不能与口腔内的其他牙齿建立良好的位置关系，不利于自洁及刷牙清洁，由此会带来一系列口腔疾病，如智齿冠周炎、间隙感染甚至口腔肿瘤等，严重时甚至可危及生命，而拔除智齿是预防这些疾病的最佳方法。因此，从保健角度考虑，口腔医生常推荐拔除智齿。

5. 有没有不需要拔除的智齿呢？

牙齿的主要作用是行使功能，同时对人体有益而无害，智齿也遵循这个原则。虽然大部分智齿是需要拔除的，然而仍有一部分智齿的保留是对口腔功能的建立具有帮助的。

（1）牙弓有足够的容纳空间，智齿的自洁、清洁良好，上下颌智齿咬合亦良好，与前面的牙齿邻接联系正常，那么这颗智齿就能够像其他牙齿一样体现它的咀嚼功能。简言之就是"位置正、清洁好、能咬合"。

（2）对于缺失牙的患者来说，特别是老年人来说，在制作假牙时，保留的智齿可以为假牙提供一些固定作用，在这个情况下这些智齿可以考虑保留。

（3）智齿形状正常，不能彻底萌出（专业上称之为阻生），可是智齿前面的牙齿（第二恒磨牙）或者是六龄牙（第一恒磨牙）损坏非常大，口腔医生认为损坏的牙齿无任何保留价值时，可以考虑拔除损坏的第二恒磨牙或第一恒磨牙，用正畸的手段把智齿牵引到它前面那颗损坏牙齿的位置，代替损坏牙齿，这种情况使本来缺失的牙列，再次补充完整，而不用假牙代替天然牙。同样的情形也适合于矫正过程，具体情况需要口腔医生充分衡量矫正计划、损坏牙齿保留得失后决定。

总之，无健康隐患的、不产生危害的、可以被利用的智齿考虑保留。但是一般在特殊人群中才可能考虑保留，对于绝大部分人来说，智齿是需要拔除的。

6. 需要拔除的智齿在口腔内是怎样的? 我们怎么去认识呢?

（1）水平生长的智齿，即通俗说的横着长的智齿，这一类智齿牙像一位醉汉，可能会以任意一个角度靠在或者倒在第二磨牙（前牙）的后方。对照镜子看时常只能看到智齿的"后脑勺"，甚至凸起的"小山丘"。部分萌出或留有通道与口腔相通的智齿，常导致智齿和健康前牙之间有一盲袋，这个盲袋常滞留食物残渣，导致感染，发生冠周炎，甚至导致前牙被抵坏，从而发生前牙龋坏。

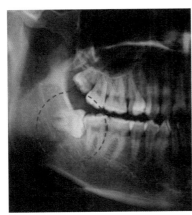 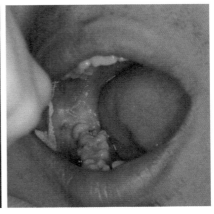

部分萌出的水平阻生牙

（2）正向/垂直向长出来的智齿，与其他牙齿不能排列在一个圆弧形曲线上，有的高出常规牙齿导致滞留食物残渣，或侧向长出常咬到两侧颊部黏膜，或自洁清洁作用较差，想刷也刷不到或刷不干净变黑。这类智齿有时即使短期内没有产生疾病，以后亦可能引起口腔健康危害。特别是年轻女性，口腔医生常强调在妊娠前一定要做口腔健康检查，拔除隐患智齿，不然妊娠期激素改变，极易造成冠周炎，甚至间隙感染、败血症等严重疾病，危害胎儿及孕妇健康。

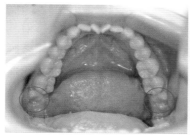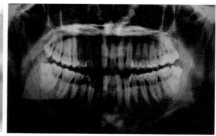

部分萌出的垂直阻生牙

（3）部分萌出的智齿，这类智齿一般都需要拔除，因为智齿一般都是成年以后才生长萌出，而此时其他恒牙已经建立良好的咬合关系，再加上牙弓空间不够，此时萌出的智齿很容易被邻牙阻挡而萌出困难，甚至导致前牙拥挤、移位，甚至吸收。另外，部分萌出时食物残渣也更容易滞留于牙齿和牙龈形成的盲袋内，导致感染，形成冠周炎。因此这一类智齿大部分需要拔除。

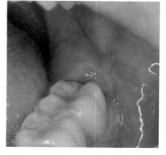

部分萌出的阻生牙周围的软组织盲袋

（4）当然，还有一类是未萌出或无法萌出的智齿，这一类智齿短期内常常不会产生临床症状，一旦产生临床症状即表明有前牙吸收损坏，甚至颌骨囊肿、肿瘤的可能性。因此，即使大家没有发现智齿，也应该行口腔健康体检，消除产生疾病的隐患。

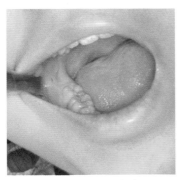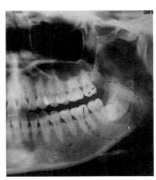

未萌出的水平阻生牙

（5）矫正需要：一般认为矫正牙齿的最佳年龄是13～14岁，正牙过程中有时有可能需要把整个牙列向后推移，这时候智齿可能会阻挡牙齿矫正移动；同时矫正治疗结束后，智齿萌出空间亦常不够，则极有可能导致临近的前牙列拥挤，因此也需要拔除。

7. 为什么医生一般会建议上下智齿一起拔除呢？

人类牙齿终身有一个"生长"的趋势，一直到上下两颗牙齿萌出到位、行使功能时方表现出"停止生长"的趋势。当只拔除上面或下面一个牙齿时，对面与之对应的、余留下来的那一颗牙齿会因无对应一起上下咬合的牙齿而逐渐伸长，经过一定时间后，会长长并高于邻牙，导致牙列不整齐，影响牙齿咀嚼运动，造成咬合紊乱，食物嵌塞，牙周、牙体疾病等。因此，当一颗智齿不利于健康时，对应的上或下智齿迟早都会影响口腔健康，理论上都是应该拔除的牙齿，可以考虑一起拔除。一般健康人群都能耐受两颗智齿的拔除手术，同时，同期拔除上下两颗牙齿，减少就诊次数，为工作繁忙的患者节约时间，同时也节约了医疗资源，医生可以为更多的人群提供服务，因为毕竟需要拔智齿的人群高达60%～84%。

8. 智齿拔除前需要做什么准备呢？

拔牙手术属于外科手术，尤其是阻生智齿的拔除，术中或者术后患者一般都会出现不同程度的疼痛、肿胀、出血，少部分患者甚至发生感染、神经功能障碍、牙根折断等并发症。拔牙患者术前应做好身心等方面的准备，熟知拔牙相关注意事项，对于减轻术中、术后不良反应具有重要的意义。

（1）心理准备：充分的心理准备可减轻术后不适，而焦虑、恐惧等负面情绪不仅会导致拔牙手术风险增加，而且会致使术后疼痛等不适症状加重。如对拔牙手术并发症不能理解，与医生沟通产生障碍，或对拔牙过程存在焦虑、恐惧心理，则建议暂缓拔牙。

（2）全身准备：术前应尽量避免呼吸道感染如感冒等情况。如伴有严重的全身疾病或特殊病史，如高血压、心脏病、心肌梗死、脑梗死、糖尿病、骨质疏松、肝肾疾病、血液疾病，或使用特殊药物，如抗凝药物、抗骨质疏松药物（唑来膦酸、阿仑膦酸等）、靶向治疗药物、化疗药物、精神类药物等，应当事先告知医生，医生根据情况给出手术建议，必要时暂缓拔牙或者预约心电监护下拔除患牙。

（3）口腔准备：控制牙齿的炎症尤其是牙周组织炎症，如存在面部或牙龈肿痛、溢脓等情况一般需要控制炎症后择期拔牙。

（4）饮食准备：拔牙手术前适当进食，以免围手术期出现低血压、低血糖等情况，表现为在应急状况下，心理紧张诱发心慌、头晕，甚至晕厥等诊间并发症，但亦不宜过量饮食。

（5）女性须知：拔牙手术建议避开生理期和妊娠期。然而生理期并非拔牙禁忌，根据需要仍可行拔牙手术。妊娠期必须拔牙时，可以考虑在妊娠4～6个月的相对安全期，根据妊娠具体情况谨慎选择手术，且就诊拔牙时应夫妻双方共同签署知情同意书，妊娠期拔牙术后用药应当咨询专科医生。

（6）个人须知：有药物过敏史或者其他全身特殊情况的，应提前向医生说明。拔牙前应避免熬夜、过度疲劳、饮酒等情况，术后避免长途旅行或剧烈运动。

9. 听说拔牙要上午拔，不要下午去拔，是因为上午拔牙后流血更少吗？

这么说可能是因为上午拔牙后如果有出血等并发症可以及时处理，下午医生下班后可能不能及时处理。流血量与患者全身凝血状况、牙齿难度，特别是手术创伤面积有关系。目前四川大学华西口腔医院一直在推广"微创拔牙"，这个微创是指手术医生的一种微创意识，而不是说一套拔牙设备就能完成微创拔牙。同样的智齿和设备，没有经过牙槽外科专科培训的医生，即使最后能拔下来可能创伤也很大，导致较多并发症。因此，拔牙时间上没有特殊，特殊的是被拔牙人的身体状况，以及医生的技术水平。

10. 拔牙会伤到神经吗？

有可能会损伤神经，这个神经一般指跟智齿密切相关的神经，包括下牙槽神经、舌神经等，而不是影响"智商"的大脑相关神经。损伤时表现为麻醉消退后仍然有下唇和舌部麻木症状。存在神经损伤的可能性是因为智齿与这些神经关系密切，特别是埋伏比较深在的智齿，智齿有时甚至穿过下牙槽神经管。因此，智齿拔除对医生外科操作水平要求相对较高，特别是难度较大的智齿，如果拔牙的时候操作不当，或手术习惯不好，则容易损伤神经。当然神经损伤不是一直恢复不了的，我们知道神经是比较敏感的结构，跟皮肤肌肉之类的不同，轻微的刺激就有可能产生神经损伤性表现，如果损伤较轻，一两个月就可以恢复，如果损伤较重，则可能要半年到一年才会慢慢恢复，有的甚至永久不恢复。

11. 拔完智齿之后，其他牙齿会松动吗？为什么有时候前面牙齿反而会嵌塞食物？

拔牙只是单纯地对需要拔除的牙齿和包绕其周围的牙槽骨施加力量，不会也不允许对其邻近牙齿施加力量，所以拔牙一般不会造成余留牙齿的松动。然而少量智齿与邻近牙齿关系密切，横向或者埋伏较深的智齿与邻近牙齿之间的牙槽骨吸收，甚至与邻近牙齿之间没有牙槽骨，这样的智齿拔除后手术操作的位置骨丧失较多，致使邻近牙齿在手术侧没有骨的支撑，显得有点松动，待骨恢复后这种松动感会越来越弱。当然亦不排除因为智齿拔除较晚，致使邻近牙齿炎症而松动的，这样拔除智齿后邻近的牙齿失去支撑，也显得更松动，这样的牙齿需要后续进一步治疗，尽可能保留其功能。

拔牙后出现食物嵌塞，可能是因为智齿与前牙关系密切，智齿拔除后前牙后方颌骨处就有一个拔牙窝，这个拔牙窝大概需要一个月才能让"肉"长平实现软组织愈合，4～6个月才能实现骨性愈合，其间使用拔牙侧咀嚼食物会导致前牙轻微弹性地向后方移位，从而使最后两颗牙齿之间的间隙变大，导致食物容易嵌塞。因此，通常拔除智齿后，医生常建议2～3个月少用该侧咀嚼较硬或较有嚼劲的食物。

12. 拔智齿会瘦脸吗？

脸的大小主要由颌骨、附着在颌骨上的肌肉以及外层脂肪决定。智齿生长于颌骨的牙槽骨上，一般位于口腔后内侧或埋伏于颌骨内，对面型的影响不大，并不会决定脸的大小。

对于刚拔完牙的人，在拔牙术后的一段时间，手术区域可能因为肿胀而"变大"。拔牙后一周左右，面部消肿，于是很多人出现了拔智齿让脸变小的错觉。拔完智齿也可能因为暂时的咀嚼功能减弱，导致肌肉萎缩，从而使脸变小。但是只要恢复正常吃喝，脸又会"大回去"。当然不排除智齿生长位置偏向面颊侧，拔除智齿后对应区域少量骨吸收，且智齿支持的颊部肌肉塌陷向口腔内侧，使面部肌肉和颌骨重新改建，从而显得脸相对变小，这亦是拔牙后并发症的一种，并不是瘦脸的方法。想要瘦脸，通过拔牙是不行的，身体健康的同时，如果对面型有较高的要求，可考虑咨询口腔科的正颌专科医生，面部轮廓的改变大多通过正颌手术（如削下颌骨、上颌骨前后移动等）、口腔医学美容注射（肉毒素）等手段达到。

13. 拔牙时打麻药会有损记忆力？

大多数情况下常规拔牙手术都是在局部麻醉下进行的，局部麻醉是指用局麻药暂时阻断机体一定区域内的感觉神经功能传导，从而使该区域疼痛消失，而其他神经功能仍然正常，患者亦保持清醒的神智。人的记忆主要在大脑皮层，所以，局部麻醉不会影响记忆。

当然，局部麻醉也有一定的风险，比如晕厥、过敏反应、中毒、血肿、感染、暂时性面瘫、注射区疼痛和水肿、暂时性牙关紧闭，甚至暂时性眼麻痹或失明。这些局部麻醉并发症与被拔牙人的既往病史、全身状况，以及麻醉医生的诊疗习惯有关。所以在拔牙操作前医生一般会进行简短的既往病史及全身状况了解，作为需要拔牙的人，一定不要隐瞒病史，应认真与医生沟通，尽可能提及一些既往的疾病表现，尤其是与生命密切相关的心血管及脑等功能相关的表现，如头晕、心慌、胸痛等，以免产生严重的全身重大并发症。对于全身状况较差，或容易产生全身并发症的患者，建议到具有较强专业处理能力的医院就诊，谨防全身并发症的发生。

14. 什么是心电监护拔牙呢？

心电监护拔牙就是在心电监护仪实时监测患者血压、心率、心电图、血氧饱和度以及呼吸频率等生命体征的同时进行拔牙或者门诊手术等外科操作。外科操作是由外科医生操作，监护是由麻醉医生、护理人员等多人协同完成，术中根据心电监护仪的监测数据医护人员可对发生的紧急情况做出及时处理。

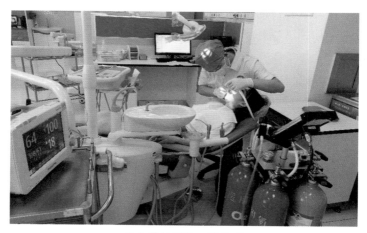

心电监护下的口腔治疗

15. 为什么要设置心电监护拔牙？

心电监护拔牙的需求增多与我国人口老龄化的趋势有关。近年来，我国老龄人口占总人口的比例呈逐年上升趋势。预计今后几十年，我国老龄人口将以每年800万人的规模持续递增，到21世纪40年代，我国老龄人口将占总人口的1/3左右。随着口腔保健意识的提高以及人口老龄化的加重，越来越多的老年人需要口腔治疗，而老年人的特点即为高龄、伴有多种全身系统性疾病。针对伴有全身系统性疾病或老龄的口腔就诊人员，进行口腔有创治疗时，不可避免的疼痛刺激及创伤，可能会在手术过程中加重原有的疾病甚至可能引发严重的心脑血管意外。同时，部分老年人一想到拔牙就紧张，牙科恐惧症使老年人一到拔牙诊室或者看到白大褂医生就出现"诊室高血压"。有资料表明，监护拔牙过程中，血压会随着术中疼痛感以及手术时间的延长而升高10～20mmHg，《中国脑血管病防治指南》指出，收缩压每升高10mmHg，脑血管疾病发病危险性增加49%；舒张压每升高5mmHg，脑血管疾病发病危险性增加46%。在普通门诊进行的外科操作，没有办法实时监测血压变化，对于伴有全身系统性疾病或老龄的口腔就诊人员是比较危险的，开展心电监护下手术不仅对被手术者是一种保护，医生也能更放心地手术。

16. 进行心电监护拔牙需要做什么准备吗？

心电监护拔牙大多在具有全身管理能力的综合性医院或高级专科医院执行，由口腔医生、麻醉医生以及护理人员共同协作完成。常规流程为在口腔科门诊就诊完成首诊后，口腔医生大致评估患者的身体情况，给出是否需要心电监护的建议，需要心电监护的患者进入心电监护评估及手术流程。

首先，护理人员引导至麻醉医生处，麻醉医生根据问诊了解全身情况，给出是否能耐受外科手术的意见，此时应如实告知，切勿隐瞒病史。一般情况下，如果最近全身系统性疾病造成的不适感加重，可考虑延缓手术，麻醉医生也会拒绝为患者签字。

其次，护理人员协助进入预约流程，根据麻醉医生评估做相关检查，检查完成后预约拔牙手术时间。根据全身状况手术前检查可能包括血常规及凝血检查、心电图检查等，如患有糖尿病还可能要求提供当日空腹血糖或近期糖化血红蛋白检查报告，肝肾功能异常者可能还需出具肝功、肾功等检查报告。

17. 心电监护拔牙当天需要做什么准备呢？

拔牙当天患者需要提前半个小时到医院候诊，并建议由一位年轻家属陪同。同时口腔治疗过程中可能涉及多学科会诊，家属最好清楚患者的身体状况。进入心电监护门诊后，候诊、治疗、术后相关流程都会有护理人员协助完成。

18. 吃的抗凝药在拔牙前要不要停呢？

拔牙手术前治疗全身疾病的常用药物都不应擅自停药。常见的是患者擅自停用抗凝药和抗血小板药，比如华法林、阿司匹林等，一般情况下，若没有专科医生例如心内科医生的建议，都不应擅自停药。在整个治疗过程中，会有多个环节预防患者出现术后出血。首先是血常规及凝血检查，医生会在术前检查患者血常规和凝血检查的结果，明确各项指标在手术可承担范围内，并不是检查报告有上下箭头就不能手术；其次是术中操作，医生在术中会根据患者手术出血量以及手术难易程度灵活改变手术方案以及止血措施；最后，护理人员会在术后嘱咐观察30~40分钟，并由科室医生检查伤口出血情况后方可离开。对于发生血栓的高危患者，擅自停药更易使发生心脑血管意外的风险增加。

另外，对于降血压药，如β受体阻滞剂（美托洛尔、比索洛尔、索他洛尔等）、ACEI和ARB（卡托普利、依那普利、贝那普利、氯沙坦、缬沙坦、厄贝沙坦等），以及钙通道阻滞剂等，一般都建议用药至手术当日。突然停用β受体阻滞剂会出现撤药综合征，并可伴随高肾腺素能状态，从而增加心肌耗氧量，严重时可危及生命。但β受体阻滞剂引起的低血压和心动过缓效应与麻醉药物对心血管系统的抑制有叠加效应，因此需要给予大剂量的血管收缩药和抗胆碱能药物才可升高血压和心率。

19. 拔牙能不能想拔哪个拔哪个？

拔牙是达到治疗目的的一种手段，这个手段是为了牙齿更好地后期行使功能，因此需要专科医生根据需要制订拔牙方案，包括修复医生拔牙后制作活动假牙、矫正医生拔除后牵引排齐牙齿、外科医生拔除智齿后做健康保健等。如果自我不能接受拔牙方案的话，要与医生多沟通，口腔治疗常是多途径多方式的，可具有多种治疗方案，可同医生了解并最终制订适合自己的治疗方案，但不能想拔哪个拔哪个。

20. 做过放疗能拔牙吗？

颌面部做过放疗的患者，比如最常见的因鼻咽癌做放疗治疗，尽管现在的放疗技术可以达到高精度局部照射，但因为射线照射导致颌骨活性降低，拔牙后存在骨髓炎发生风险，这种情况下，对于受累的患牙在放疗后5年内不建议拔除，建议采取保守治疗的方法；即便放疗5年后，拔牙手术导致颌骨骨髓炎也是常见情况。

21. 使用骨质疏松药物就不能拔牙了吗？

随着年龄增加，绝大部分人患有一定程度的骨质疏松症，内分泌科医生会建议患者使用双膦酸盐类药物来维持骨密度，我们常见的这类药物如密固达、依固、骨头针、天晴依泰等，可以抵抗骨吸收，保存骨密度。如使用这些药物，拔牙后伤口感染不愈的风险比较高，最终导致骨髓炎的风险亦比较高。这类严重并发症的产生与拔牙后牙槽骨暴露以及药物影响颌骨愈合有关，一般口服的风险相对较低，静脉或肌注具有更高的风险。保守治疗致使骨髓炎发生的风险为1%~3%，而拔牙会使骨髓炎发生的风险增加近10倍。因此，针对此类情况，一般采取保守治疗的办法，如去牙体牙髓科开髓引流减轻炎症等，尽可能避免拔牙。

第五章　口腔颌面部外伤篇

（一）口腔颌面部受伤了怎么办

1. 为什么面部外伤要看口腔急诊科？

与普内科、普外科类似，口腔科也有内外科之分。口腔内科涉及龋病及其他牙体硬组织病、牙髓及根尖周病、牙周病和口腔黏膜病等。而口腔外科以外科治疗为主，研究口腔器官（牙、牙槽骨、唇、颊、舌、腭、咽等）、面部软组织、颌面诸骨（上颌骨、下颌骨、颧骨等）、颞下颌关节、唾液腺以及颈部某些疾病。因此，不仅在牙痛、牙齿摔断、智齿发炎的时候可以来口腔急诊科就诊，以下这些情况，也均可到口腔急诊科就诊：①面部受了外伤，如下巴、脑门被磕破，嘴唇、舌头被咬破等；②面骨骨折；③打了个哈欠嘴巴突然闭不上，出现颞下颌关节脱位；④突然脸肿，张不开嘴等。

2. 口腔颌面部软组织外伤指什么？

口腔颌面部软组织外伤是指由各种原因引起的发生于口腔颌面部软组织的损害，一般涉及皮肤、皮下组织，也常涉及舌、颊、软腭、口底、涎腺、神经、血管等特殊的组织和器官。口腔颌面部软组织外伤可以单独发生，也可以与颌骨骨折同时发生。据资料统计，单纯口腔颌面部软组织损伤的发生率占颌面部损伤的60%~65%。口腔颌面部软组织遭受外力的方向、大小、面积和种类不同，加之口腔内的牙齿在遭受外力时对唇、舌、颊软组织也会产生伤害，有造成"二次弹片伤"的可能。临床上口腔颌面部软组织外伤的类型多种多样，主要可分为以下七种。

（1）擦伤：皮肤或黏膜由于摩擦作用导致表层缺损，有片状创面或少量点状出血，创面常附着泥沙或其他异物，并因感觉末梢神经暴露，十分疼痛。

（2）挫伤：钝器撞击或跌倒使皮下或深部组织遭受力的挤压而损伤，但无开放性创口。伤区的小血管或淋巴管破裂，常有组织内渗血而形成淤斑，甚至发生血肿，主要特点是局部皮肤变色、肿胀和疼痛。

（3）刺伤：尖锐物体刺入组织所致的损伤。临床表现为创口小，伤道深，软组织可为双口贯通伤，到骨组织可为盲管伤，刺入物可在组织中遗留或将感染带入深层。

（4）挫裂伤：较大力量的钝器撞击或摔跤造成表皮和皮下组织裂口形成，更深可累及血管、神经、肌肉和唾液腺。

（5）切割伤：刀具、玻璃或铁皮等切割组织引起的损伤。切割伤的创缘整齐，伤及大血管时可引起大量出血，如切断面神经则发生面瘫。

（6）撕脱伤：较大机械力量将组织撕裂并使其脱离机体的一种较为严重的软组织损伤，如长发被卷入转动的机器中，或者犬类动物撕咬。

（7）动物咬伤：在城市和农村中均可见到，有狗咬伤、猫咬伤及其他动物咬伤等，偶见鼠咬伤。农村及山区还可见狼、熊等猛兽咬伤，亦可见到人咬伤。大动物咬伤可造成面颊部或唇部软组织撕裂、撕脱或缺损，常有骨面暴露，外形和功能毁损严重，污染较重。

3. 口腔颌面部受伤后，应首先注意什么问题？

口腔颌面部受伤可能伴发其他部位的损伤。受伤方式、部位不同，出现的并发症也不同，有些并发症甚至可能危及生命，应该优先治疗。

口腔颌面部位于呼吸道上端，口底、舌根或颌下等部位受伤，可因水肿、血肿压迫而影响呼吸道通畅。除此之外，舌后坠、血凝块和分泌物的堵塞也会影响呼吸道通畅，这是危及患者生命的首要原因。

口腔颌面部上接颅脑，遭受撞击力后容易传导到颅脑，因此，当额部、头顶、脑后、上颌骨受伤时，应首先注意是否并发颅脑损伤，如果处理不当或不及时，可能危及生命或导致严重并发症。颅脑损伤包括脑震荡、脑挫裂伤、颅内血肿、颅骨及颅底骨折和脑脊液漏等。

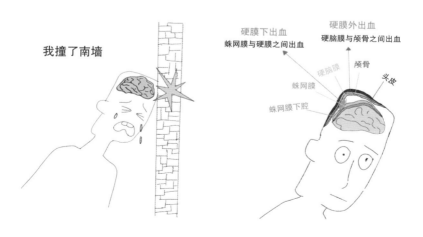

脑震荡是头面部外伤后即刻发生的短暂性意识障碍，主要表现为短暂的意识丧失、头晕头痛、恶心、乏力、记忆缺失等。

血管破裂可产生颅内血肿，血肿会压迫脑组织，引发昏迷。如果出现昏迷–清醒–再昏迷的情况，提示有硬脑膜外血肿的可能。就算受伤时没有昏迷，也可能存在亚急性颅内血肿，会逐渐出现昏迷。因此颌面部受伤后，应首先排除颅内血肿的可能。

颅底或颅中窝骨折会撕裂蛛网膜和硬脑膜，导致脑脊液经破裂间隙流入外耳道或鼻腔，形成脑脊液漏，严重的可并发脑神经损害和颅内感染。如果受伤后鼻子、耳朵不断流出清亮液体，就需要特别注意这类综合征的发生，应及时处理，避免更严重的后果。

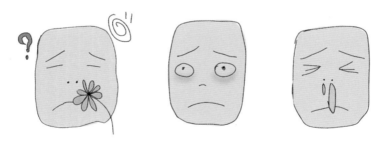

4. 口腔颌面部受伤后出现了疑似脑脊液漏或颅内血肿的表现，还应前往口腔急诊科就诊吗？

答：口腔颌面部受伤的急救原则是优先抢救生命，保持呼吸道通畅，防止因出血或异常分泌物发生窒息，确诊出血部位并止血，输血输液防止创伤性休克。对合并颅脑、胸部、腹部损伤，四肢、脊柱骨折的患者，先解决危及生命的损伤，其中以颅脑损伤常见。如果出现了疑似脑脊液漏或颅内血肿的情况，证明已经出现颅脑损伤，因此应该优先处理颅脑损伤。

口腔急诊是以口腔颌面部组织、器官突发病变，慢性病急性发作为研究内容的交叉学科。而颅脑损伤属于神经外科的专业范畴，这类患者应前往具有神外专科的医院急诊科进一步诊治，在生命体征平稳后，再尽可能快地处理口腔颌面部创伤。

5. 口腔颌面部哪些位置受伤是非常危险、很可能危及生命的?

单纯口腔颌面部创伤直接致死者很少，多发伤患者中以合并颅脑损伤为致死的最常见因素。单纯口腔颌面部创伤致死的因素中，首先为呼吸道梗阻（窒息），其次为出血和休克，口腔颌面部创伤出现了上述情况是十分危险的。

那么什么样的口腔颌面部创伤可能引起窒息呢？上颌骨横断骨折时，骨块向后下方移位，可阻塞咽腔，压迫舌根而引起窒息。下颌骨颏部粉碎性骨折或双发骨折时，由于肌肉的牵拉，下颌骨前部向后下移位，引起舌后坠而阻塞呼吸道。口底、舌根、咽侧及颈部损伤后，可发生血肿或组织水肿，进而压迫呼吸道引起窒息。

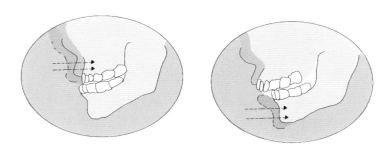

窒息会有哪些症状呢？前驱症状为烦躁不安、出汗、口唇发绀、鼻翼翕动和呼吸困难，严重者在呼吸时出现"三凹"（锁骨上窝、胸骨上窝及肋间隙明显凹陷）体征。如抢救不及时，可发生脉搏减弱、心率加快、血压下降和瞳孔散大等危象，以致死亡。

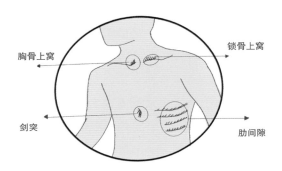

讲完了窒息，那么什么情况下容易出现脑脊液漏和颅内出血的情况呢？上颌骨骨折，根据骨折线的高低位置，可分为Lefort Ⅰ 、Ⅱ 、Ⅲ型，Lefort Ⅱ型或Lefort Ⅲ型骨折，常伴发颅脑损伤或前颅底骨折，出现脑脊液漏等。持续性的脑脊液漏不仅会造成脑脊液循环动力学的紊乱，出现体位性头痛和头晕，而且还会进一步增加脑膜脑炎、伤口愈合不良甚至颅内出血等并发症的风险。除此之外，当颅脑部位受到撞击后，可能发生颅内出血，危及生命。因此，发生在颅脑部位的外伤，如有就医条件应首先行颅脑CT，排查颅内出血等严重并发症。

6. 口腔颌面部软组织外伤的常见发生部位是哪里？

当口腔颌面软组织受到伤害时，最先受到外力的是面部那些较为突出的地方。嘴唇是最常见的受累部位，因为它突起于面部，且靠近硬结构（牙齿），当受到撞击后缓冲较小，就很可能发生软组织外伤。位于嘴唇下方的颏部（也就是人们常说的下巴）因为具有类似的解剖学特征，也成为软组织外伤的常见部位。颌面还有一个较为突出的地方是额头至眉弓区域，在意外跌倒后可成为头着地的首要接触点，因此这个部位也是创伤的好发区。

除此之外，当玩耍跌倒或是出现交通意外时，自体牙容易咬伤舌体，造成舌体损伤。当嘴里咬着筷子、铁勺、竹签等物品时突然发生意外，这些异物就可能刺伤腭部黏膜，发生软组织损伤。在发生软组织外伤的人群中，儿童占了大多数，以玩耍跌倒损伤最为多见，这与儿童好奇、活泼好动、无预知危险的能力等因素有关。随着神经系统发育成熟，运动平衡能力增强，上述外伤明显减少，工伤、运动、交通事故和暴力造成的外伤发生率增加。

（二）什么是清创缝合术

1. 口腔颌面部软组织外伤需要进行清创处理吗？

口腔颌面部软组织外伤患者只要全身情况允许，或经过急救后全身情况好转，条件具备，即应对局部创口进行早期外科处理，也就是清创术。清创术是预防创口感染和促进组织愈合的基本方法。伤口初期处理良好，对伤口愈合、受伤部位组织的功能和形态的恢复起决定性作用。清创的一般原则是伤后越早进行越好，总的原则是6～8小时内进行，对于颌面部创口，由于血液循环丰富、组织抗感染能力强，因此可以不拘泥于这个时间，超出这个时间的创口仍可以做清创处理，清创主要有以下步骤。

处理伤口内部前，尤其是污染较重的伤口，先要将伤口周围至少15cm范围的皮肤做清洗消毒。具体步骤：先用无菌敷料盖住伤口，清水+肥皂水/去污剂清洗伤口周围至少2遍，用碘伏消毒2遍。伤口周围处理后，再去掉保护伤口的无菌敷料，准备处理伤口。

对于较大、较深的伤口，直接冲洗较为疼痛，所以根据伤情及患者耐受力，可酌情给予局部麻醉。若伤口很大，可能还需要镇静或全身麻醉清创。

用大量生理盐水和双氧水（过氧化氢溶液）交替冲洗伤口，也可以用低浓度碘伏擦洗或浸泡伤口，同时用纱布反复擦洗创面，尽可能清除伤口内的细菌、泥沙、组织碎片等。若伤口内污染

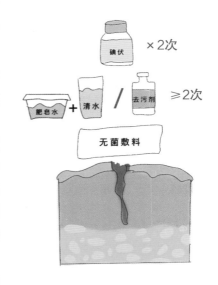

物过多，存在一期治疗时无法完全清创的可能，若后期出现伤口局部感染、化脓等情况，需及时复诊行二次清创。

伤口冲洗后，做皮肤消毒、铺巾，进行清创处理，原则是尽可能保留受伤组织，已经确定坏死的组织可去除，同时应尽可能去除异物。

2. 用"针线"缝合更好还是"胶布/胶水"粘起来更好？

医用胶水（组织粘合胶）一般是指α-氰基丙烯酸酯类医用粘合剂，类似于胶水。这种胶水在接触人体的体液、血液、创面渗出液后能迅速发生聚合反应，形成固化膜，与皮肤紧密结合，主要用于手术切口皮肤表面边缘的封闭，包括微创介入手术穿刺的封闭、完全清创后伤口的封闭。应注意这种医用胶水的使用是具有严格适应证的。

首先，需要进行非常彻底的清创。然而，口腔颌面部软组织

的伤口，多数情况下带有较多污染物，如果为了减轻痛苦、图方便而盲目使用医用胶水，相当于为伤口内的细菌建了一间"大温室"，伤口感染的风险将大大增加。

其次，使用医用胶水的前提是伤口皮缘对合整齐且没有凹陷和内卷，大多数情况下口腔颌面软组织的伤口边缘并不是特别整齐，而精细的"针线"缝合能够将伤口两侧尽可能地对拢、对齐、对平。

最后，口腔颌面软组织的伤口通常具有很大的张力，就算是不长的伤口，也会显得很宽。医用胶水粘合并不能提供很高的抗张强度，容易断裂、撕裂，不利于伤口的愈合以及减小瘢痕。面对张力很大的伤口，经典的整形外科分层减张缝合才是帮助尽量恢复外观的最优解。

任何伤口都一定会留疤，只是美观程度的差异。在需要缝合的情况下，用最适合的方式和"针线"才能让伤口更好地愈合，尽量减轻瘢痕。

3. 针对外伤，清创缝合的主要目的和原则是什么？

条件允许的情况下，口腔颌面部伤口应尽量Ⅰ期缝合，可为伤口提供覆盖物，减少感染和炎症，进而减少伤口红肿和瘢痕增生。同时，由于口腔颌面部血运丰富、组织再生能力强，即使在伤后24～48小时，也可在清创后严密缝合。甚至超过48小时时，只要伤口没有明显化脓感染或组织坏死，在充分清创后仍可以进行严密缝合。

近年来，随着人们生活水平的提高，除了伤口的功能恢复，患者对面部创伤后的美容效果要求越来越高。虽然外伤后的瘢痕无法避免，但可通过种种手段，尽可能地减少瘢痕形成。

首先，应遵循无创的清创原则，彻底清除异物；适度去除失活组织，修剪至创面有渗血即可；避免过度修剪、钳夹完好的组织。

其次，缝合时应遵循以下原则：①"无张力"原则。要求对皮下组织彻底减张，创口两侧皮缘自然对合且轻度外翻。②"无死腔"原则。仔细探查伤口的损伤深度，各组织层准确对齐，以达到各解剖层次复位，术后皮下组织无散在腔隙。

4. 清创缝合有什么风险和并发症？

（1）对于面部的清创缝合，常规使用局部麻醉，对于大部分人群，使用局麻药不会产生过敏反应，但无法排除某些特殊人群出现局麻药过敏反应，此类人群在注射局麻药后，可发生延迟过敏反应或即刻反应。前者表现为血管神经性水肿，偶见荨麻疹、药疹、哮喘和过敏性紫癜；后者表现为立即发生极严重的类似中毒的症状，一旦发生，需急救处理。

（2）儿童局部麻醉下的清创缝合术，可能存在儿童不配合的情况，由于面部重要器官较多，使用缝线、剪刀过程中，稍有不慎可能伤及眼、鼻等部位，导致严重后果。如有必要，儿童外伤的清创缝合需在镇静或全身麻醉下完成。

（3）清创缝合后伤口可能出现红肿、疼痛，甚至感染，需进一步抗感染治疗。

（4）急诊清创时虽尽量清除伤口内的异物，但可能存在肉眼不可见或埋于深层的异物，增加感染风险，可能需二次手术进一步清创。

（5）由于面部表情肌丰富，说话、咀嚼等动作可能导致缝线松脱，甚至伤口再次开裂，需在局部麻醉下再次清创缝合。

（6）外伤愈合后必定形成瘢痕，因伤口位置、大小深浅、个人体质不同，形成的瘢痕也不尽相同。如有必要，可于美容科就诊，咨询淡化瘢痕的方法。

5. 哪些外伤是不需要缝合的？

一般的擦伤或者挫伤是不需要进行缝合处理的。

缝合主要用于关闭开放性伤口或者将离体组织固定在原来的位置，以达到恢复表皮屏障作用、降低感染概率以及促进组织愈合的目的。由于擦伤、挫伤只是皮肤表层或者皮下组织的破损而没有开放性伤口，所以不需要缝合。擦伤或挫伤的治疗主要是清除伤口附着异物、止血止痛、预防感染。一般可用碘伏对局部伤口进行清理消毒，并使用无菌纱布或敷料覆盖，待其自行愈合。严重的挫伤有时会造成组织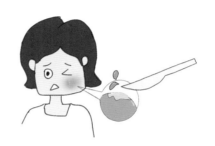内渗血而形成血肿。如果血肿不大，可以简单地加压包扎止血；但如果血肿较大，就需要在医生的帮助下抽出皮下淤血，然后再加压包扎，初期先冷敷，4～5天后再采用热敷或理疗，以帮助血肿吸收。其间注意伤口消毒，若发现血肿感染化脓，则需及时就医。此时医生会切开脓肿部位，清理感染坏死组织，患者需连续几天进行换药直至伤口无明显脓液排出，通常也需要应用抗生素控制感染。

6. 清创缝合术后会不会留下瘢痕？为了不留瘢痕，我能不能不缝针？

瘢痕是真皮或者真皮下深部组织损伤或病变后，由新生结缔组织增生修复而成，可分为增生性瘢痕和萎缩性瘢痕两类。增生性瘢痕呈隆起、表面光滑的暗红色条状或不规则硬斑块，多见于外伤愈合后或烧伤性瘢痕；萎缩性瘢痕较正常皮肤略凹陷，变薄，局部血管扩张，多见于外伤愈合后、红斑狼疮等。一般来讲，外伤后瘢痕的形成及大小，受个人体质、患者年龄、损伤程度、创缘是否整齐、清创缝合的情况等因素影响。

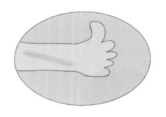

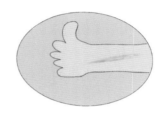

增生性瘢痕　　　　　　　　萎缩性瘢痕

　　鉴于目前瘢痕发生的机制尚不完全清楚，瘢痕形成后的治疗也有一定的局限性，因此对瘢痕的早期干预意义重大。瘢痕形成前的预防主要从创面处理和手术操作两方面着手。优化创面处理主要在于预防和控制感染，给伤口愈合创造良好的条件，尽早封闭创面。手术操作相关的主要预防措施为无菌原则、无（微）创技术、无张力、无异物、无死腔、手术时机及方法得当。因此，及时合理的清创缝合，是预防和减小外伤后瘢痕的关键措施。而外伤清创缝合后产生的瘢痕，主要由伤口本身的瘢痕以及缝合带来的针眼瘢痕两部分组成。由于口腔颌面部肌肉群丰富，往往会造成伤口张力较大，即使通过精细缝合也或多或少会产生一定的瘢痕。同时，目前临床上也无法真正做到无创缝合，虽然可以使用细针细线，但也不能完全避免针眼瘢痕的产生。因此，清创缝合后或多或少都会留下一些瘢痕，但一定比不缝合产生的瘢痕小。

7. 舌部挫裂伤/割裂伤也可以进行缝合吗？

可以的，舌体组织血运丰富，组织再生能力和抗感染能力较强，即使离断明显，一般也可在清创后将组织缝回原位，有可能生长成活。舌体组织较脆、活动度大，缝合时一般采用大针粗线，于创缘较远处进针，缝得深一些，以免创口裂开。

8. 听人说，用美容缝线缝合伤口就不会留疤，这种美容缝线是什么？

医学上并没有美容缝线这个概念，所谓的美容缝线一般是指6-0或者更细的细针细线（直径0.07mm）。这类缝线相比普通外科缝线（一般为3-0，直径0.20mm），最大的优势在于针线很细，缝合所造成的针眼很小。但即使使用细针细线进行缝合，也无法保证伤口不会留疤。一是因为产生的瘢痕主要来源于伤口处，针眼瘢痕只占其中的一小部分；二是因为这也不是真正的无创缝线，多多少少都会留下一些针线导致的创伤，有创伤就可能会形成瘢痕。

（三）清创缝合术后需要注意什么

1. 外伤清创缝合术后有什么需要注意的事项吗？

口腔颌面部损伤的伤口常被细菌等污染，清创缝合后应注意保持创面清洁、干燥。伤后尽早使用抗生素是有必要的，伤后3小时使用可以推迟感染发生的时间，有利于组织的愈合。疼痛明显时可服用止疼药以缓解疼痛。对于创面较大、较深，污染严重的伤口，怀疑破伤风杆菌感染时，应遵医嘱酌情注射破伤风抗毒血清。

清创缝合术后1周建议清淡饮食，注意饮食均衡，忌烟酒、忌辛辣刺激食物，避免进食过热、过硬食物，以免刺激伤口引起出血、疼痛、感染等。

口腔颌面部血液循环丰富，一般术后7～10天拆除缝线。对于不合作的患儿，可使用可吸收缝线，不拆除，任其自行脱落或吸收。如伤口出现红肿、渗出等情况，拆除缝线时间据情况而定。如有放置引流条，一般24～48小时拆除，渗出液较多的伤口可适当延长引流时间。

术后至少3个月应避免日光暴晒，减少色素沉着。

2. 清创缝合术后，需要拆线吗？能不能用不拆的线来缝合？

清创缝合术后，一般要求在7～10天拆除缝线。临床上，我们根据缝线是否能被生物体吸收，将外科缝线分为不可吸收缝线和可吸收缝线。不可吸收缝线主要有丝线、尼龙线、聚丙烯缝线等。丝线又称蚕丝线，主要由蚕丝蛋白和树脂构成，因其降解速度慢而被归为不可吸收线，但在人体内1年左右张力即可完全消失。尼龙线是第一个人造不可吸收线，因其组织反应小、抗张强度大、弹性高、价格便宜，常用于表皮和浅表切口的缝合。可吸收缝线主要由有机高分子材料构成，也有部分缝线由胶原蛋白构成。由于某些可吸收缝线短期内抗张强度较好、组织反应性较轻微，也可用于颌面部外伤的缝合。但是，由于这些可吸收缝线完全吸收至少需要数周时间，有的甚至需要6个月以上，而颌面部一般伤口的愈合只需7天左右，因此即使使用可吸收缝线进行缝合，也需在7～10天对缝线进行拆除（皮下缝合除外），以防止缝线在吸收过程中可能造成的不良反应，进而加速伤口的愈合。

3. 缝合时医生在皮肤下面做了缝合，这种缝线需要拆线吗？

颌面部是人体暴露部位，是审美中最重要的部位，因此颌面部外伤后的医疗处理至关重要。同时，颌面部肌肉群丰富，伤口张力一般较大，过大的伤口张力往往促使瘢痕形成，甚至造成缝合后伤口裂开。为了减小伤口瘢痕、促进伤口愈合，对于较深的面部伤口，医生往往需要做肌肉和皮下缝合。同时，用作皮下缝合的缝线大多是可吸收缝线，这种缝线经过数周时间至数月就可以消失，故不需要拆线。此外，有些深部组织需要用丝线进行固定或结扎，丝线虽然属于不可吸收缝线，但拆线又会造成新的损伤，故这些深部的丝线也是不用拆除的。只有当皮下缝线出现排异反应、发炎时，才需要将这些缝线拆除。

4. 外伤清创缝合术后，有可能出现继发感染吗？

由于口腔颌面部血运丰富，组织抗感染与再生能力强，一般的伤口经过彻底的清创处理和缝合后，不容易出现继发感染。但仍然存在以下几种情况，可能会出现继发感染：①伤口被细菌污染或有异物残留；②机体免疫力低下或者存在免疫缺陷等情况，如患有糖尿病、白血病，长期使用激素或免疫抑制剂等；③口内有伤口且口腔卫生状况差；④伤口为大面积损伤、烧伤等类型。

伤口的继发感染一般表现为局部的红肿热痛、异味增加、延迟愈合、流脓等。若出现上述继发感染的症状，应尽快前往医院进行处理，再次行清创术甚至要行切开引流，同时还需全身应用抗生素对抗感染。

5. 外伤清创缝合术后，孩子忍不住去抓伤口，缝线裂开了怎么办？

外伤后，伤口愈合与组织修复一般会经历三个基本阶段：炎症反应、组织增生和肉芽形成、伤口收缩和瘢痕形成。炎症反应在受伤后立即开始，通常会持续3~4天，主要表现为血液凝固和炎性细胞渗出，以防止感染，为组织再生奠定基础。组织增生和肉芽形成在受伤后的1~2天，伤口处的上皮细胞开始增殖，并出现成纤维细胞和成肌纤维细胞。同时，伤口处形成新的毛细血管，为上皮的修复提供养分。而在伤后3～5天，伤口开始收缩，恢复机体组织的连续性，同时也会因为胶原纤维的增加而产生一些瘢痕组织。

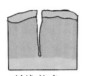 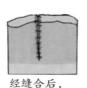 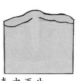

创缘整齐，　　　经缝合后，　　　表皮再生，　　　愈合后少量
组织破坏少　　　创缘对齐，　　　少量肉芽组织　　瘢痕形成
　　　　　　　炎症反应轻　　　从伤口边缘长入

由于面部表情肌非常发达，这些肌肉的收缩有可能造成伤口缝线开裂。因此，有时候孩子不抓伤口，缝线也会裂开，这属于面部缝合后的常见现象。遇到这种情况，我们需要分情况进行处理。若缝线是在伤后4～5天裂开，此时伤口基本愈合，未出现出血、伤口裂开等情况，则无需处理，只需保持良好的局部卫生，待缝合7天后来医院复诊，拆除剩下的缝线。若缝线断裂后出现伤口出血、裂开等情况，则需要尽快去医院根据情况进行相应的处理。

6. 口腔颌面部外伤清创缝合后如果有异物残留怎么办？

口腔颌面部外伤嵌入的异物多为污染物，清创时如未完全去除，可能引起颌面部经久不愈的感染、窦道、肿痛等，如压迫或侵犯神经、肌肉等结构，甚至可能导致口腔颌面部功能障碍。

术前对异物的检测和定位，明确异物的位置、数目及其与神经、血管的位置关系，在口腔颌面部异物残留患者的诊断治疗中至关重要。诊疗过程中，医生尽可能详细地采集病史，有利于判断异物的性质、位置、大小及数量等，必要时采取适当的影像学检查进行定位。X光片、CBCT可对高密度异物进行定位；超声可动态观察低密度异物；螺旋CT密度分辨率高，适用于大部分口腔颌面部异物的筛查，有助于鉴别诊断、明确异物与周围血管的关系。综合以上检查结果判断异物取出的时机、手术入路及手术方式等。对于异物与周围重要解剖结构关系密切、位置较深，或异物位于软组织中易移位等情况，近年来随着锥形束 CT、3D打印技术及计算机导航等新技术的发展，可采用 3D 模型打印制作定位导板，或应用计算机导航在术中实时精准定位。

7. 缝合后通过什么措施可以减轻瘢痕？

口腔颌面部外伤在临床上较为常见，清创缝合术是其治疗的重要手段，但术后形成的瘢痕会对患者的容貌产生不同程度的影响，甚至影响患者的心理健康。

伤口愈合是一个复杂的病理生理过程，其中包括血凝、炎症、增生、组织重构4个阶段，这4个阶段相互重叠而不连续，任何一个环节的异常均会影响伤口愈合而引起瘢痕的形成。

因此治疗过程中尽可能恢复口腔颌面部形态、减少瘢痕遗留是医生与患者共同追求的目标。目前美容清创缝合术得到较广泛的使用，通过精细的操作，及时清除创面，去除伤口内已坏死组织，保留存活组织，按解剖层次复位缝合，以此促进伤口愈合，减少瘢痕。术后局部使用一些药物有助于减少瘢痕的形成，例如重组人表皮生长因子有利于新鲜血管的生成，可促进创面修复过程中酶、蛋白质等物质的合成，以促进创面愈合、重塑。有研究表明，口腔颌面部外伤清创缝合术后即刻局部注射A型肉毒毒素，通过阻断下层肌肉的神经来减少术后伤口边缘的张力，可有效抑制瘢痕形成，改善伤口愈合后的整体美观性。对于进入成熟期的瘢痕，可以采用一些美容外科治疗手段进行治疗，如采用不同波长的剥脱性点阵激光促进瘢痕的胶原重塑，促进其向正常皮肤组织分化，对于缓解瘢痕有一定作用。

（四）动物咬伤怎么办？疫苗怎么打

1. 狗/猫等动物咬伤或抓伤口腔颌面部软组织，需要怎么处理？需要缝合吗？

随着经济的日益增长和人们生活水平的提高，我国宠物饲养率也不断增加，由此引发的动物伤害也日益成为新的公共卫生安全问题。有调查显示，我国每年被动物伤害的人数超过4千万人，其中最为常见的是狗/猫的咬伤或抓伤，其次是啮齿类动物和其他野生动物造成的伤害。超过半数的动物咬伤或抓伤会累及口腔颌面部，其中最常见的部位为口唇、鼻部和面颊。

当出现狗/猫的咬伤或抓伤时，应首先评估伤者的生命体征。有些犬类的咬伤，特别是大型犬，可使软组织损伤严重、合并症多、伤情复杂，严重时可危及生命。对于这类伤情严重的患者，首先应于综合医院急诊科稳定生命体征，包括保持呼吸道通畅、给予呼吸支持、控制出血、维持血容量、镇静镇痛。

伤口的处理包括对每处伤口进行彻底的冲洗、消毒以及后续的外科处置，局部伤口处理越早越好。首先，应当使用肥皂水或者其他弱碱性清洗剂和流动清水交替清洗伤口至少15分钟。其次，用无菌纱布或棉球将伤口处残留液体吸尽。当咬伤或抓伤发生后，应尽快完成上述步骤。如果条件允许，可以使用专业的清洗设备对伤口内部进行冲洗，以确保达到有效冲洗。最后，用生理盐水冲洗伤口，避免在伤口处残留肥皂水或弱碱性清洗剂。有研究表明，即使在没有狂犬病免疫球蛋白的情况下，通过有效的伤口清洗和接种狂犬病疫苗、破伤风疫苗，99%以上的伤者仍可以存活。当彻底冲洗伤口后，可以用稀碘伏（0.025%～0.050%）或者其他具有病毒灭活效力的皮肤黏膜消毒剂擦拭伤口表面或消毒伤口内部。外科处理主要是清创缝合。口腔颌面部由于血供丰富、抗感染能力强，对于受伤12小时内、临床无明显感染迹象的大多数伤口可行Ⅰ期缝合。而对于受伤超过24小时、深部穿刺伤、猫咬伤、严重污染或损伤深部组织的伤口，以及易感染患者（如免疫力低下、无脾或脾功能障碍、静脉淤滞、成人糖尿病）的伤口，则不推荐进行Ⅰ期缝合。这类患者感染风险高，初期治疗进行伤口清洁和失活组织清创，并将伤口开放引流，定时更换敷料，待72小时后视伤口情况行延迟闭合。对于狗/猫的咬伤或抓伤，均应进行针对狂犬病和破伤风的免疫预防措施，一般需在受伤24小时内注射相应的疫苗和免疫球蛋白。

　　2. 狗/猫等动物咬伤或者抓伤应该先打狂犬病疫苗还是先清创缝合？

　　狂犬病是由狂犬病病毒感染引起的一种动物源性传染病。狂犬病病毒主要通过破损的皮肤或黏膜侵入人体，临床大多表现为特异性恐风、恐水、咽肌痉挛、进行性瘫痪等。一旦出现狂犬病症状，病死率近乎100%。狂犬病的主要宿主包括犬科、猫科及蝙蝠等，而约99%的人感染狂犬病是由犬科引起的。宿主动物中，蝙蝠较为特殊，由于蝙蝠暴露可能为极难察觉的细微咬伤或损伤，从而导致暴露风险大大提高，故世界卫生组织将蝙蝠暴露归为严重暴露。狂犬病暴露是指被狂犬、疑似狂犬或者不能确定是否患有狂犬病的宿主动物咬伤、抓伤、舔舐黏膜或者破损皮肤处，或者开放性伤口、黏膜直接接触可能含有狂犬病病毒的唾液或者组织。按照暴露的性质和严重程度，狂犬病暴露可分为三级，如下表所示。

狂犬病暴露分级及免疫预防处置程序

暴露分级	接触方式	暴露后预防处置
I	完好的皮肤接触动物及其分泌物或排泄物	清洗暴露部位，无需进行其他医学处理
II	符合以下情况之一： 1. 无明显出血的咬伤、抓伤 2. 无明显出血的伤口或已闭合但未完全愈合的伤口接触动物及其分泌物或排泄物	1. 处理伤口 2. 接种狂犬病疫苗 3. 必要时使用狂犬病被动免疫制剂
III	符合以下情况之一： 1. 穿透性的皮肤咬伤或抓伤，临床表现为明显出血 2. 尚未闭合的伤口或黏膜接触动物及其分泌物或排泄物 3. 暴露于蝙蝠	1. 处理伤口 2. 使用狂犬病被动免疫制剂 3. 接种狂犬病疫苗

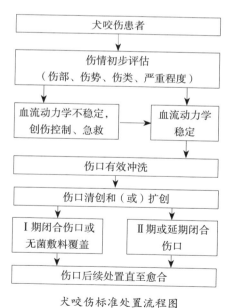

犬咬伤标准处置流程图

此外，由于头、面、颈部的神经丰富，而嗜神经性是狂犬病病毒感染的最主要特征，故发生在头、面、颈部的咬伤或抓伤均属于III级暴露，这类患者除了接种狂犬病疫苗，还需使用狂犬病被动免疫制剂，即注射狂犬病免疫球蛋白或抗狂犬病血清。患者在口腔颌面部发生狂犬病暴露后，应当尽早对伤口进行充分的清洗和消毒，在条件允许的情况下立刻使用狂犬病被动免疫制剂，使用狂犬病被动免疫制剂至少两小时后再对伤口进行清创缝合。狂犬病疫苗的接种只需在受伤24小时内完成即可，接种疫苗与清创缝合无明确的先后顺序，患者可根据实际情况决定。此外，若狂犬病被动免疫制剂未能及时注射，在第一剂狂犬病疫苗接种后的7天内均可使用，7天后再使用狂犬病被动免疫制剂意义不大。

3. 清创缝合术后破伤风针（破伤风免疫制剂）必须打吗？什么情况下可以不打破伤风针？破伤风针什么时候打？

破伤风是由破伤风梭状芽孢杆菌感染人体导致的一种急性感染性疾病，而由破伤风梭状芽孢杆菌产生的破伤风痉挛毒素，可引发人全身的骨骼肌强直性收缩和阵发性痉挛，严重者可发生喉痉挛、窒息、肺部感染和器官功能衰竭。破伤风病死率高达30%～50%，在无医疗干预的情况下病死率接近100%，是一种极为严重的潜在致命性疾病。

破伤风梭状芽孢杆菌主要通过损伤的皮肤或者黏膜进入人体，最常见的感染途径是外伤、烧伤、慢性溃疡、感染等，动物致伤后感染破伤风梭状芽孢杆菌的风险更高，严重自然灾害后破伤风的发病率也有所增加。破伤风梭状芽孢杆菌的芽孢只有在厌氧的条件下才能生长繁殖，故破伤风感染的重要条件就是伤口形成厌氧微环境，如被泥土或异物污染的窄而深的伤口、含铁锈的伤口、大面积烧伤或创伤、局部坏死组织较多而导致缺血等。破伤风的潜伏期通常为3～21天，潜伏期时长与伤口类型有关，潜伏期越短，病情越严重，预后也越差。

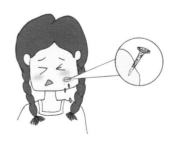

受伤后对伤口进行合理的处置和使用破伤风免疫制剂（破伤风疫苗、抗毒素和免疫球蛋白）对预防破伤风至关重要，而破伤风免疫制剂的使用需根据伤口性质（清洁伤口、污染伤口、感染伤口）和既往疫苗接种史综合判断。儿童、青少年等身体状态良好的人群，若已完成国家规定的破伤风疫苗接种程序且最后1剂注射在5年内，所有伤口类型均不推荐使用破伤风疫苗、抗毒素和免疫球蛋白；最后1剂注射大于5年但不足10年，清洁伤口不推荐使用破伤风免疫制剂，其他伤口则应加强接种1次破伤风疫苗，而不推荐使用抗毒素和免疫球蛋白等被动免疫制剂；最后1剂注射大于10年，则所有类型伤口均应接种1剂破伤风疫苗，不推荐使用被动免疫制剂。对于免疫接种史不详或者不足3剂次接种的患者，清洁伤口仅需全程接种破伤风疫苗，其他伤口在全程接种疫苗的同时还需要使用被动免疫制剂。对于受伤孕妇，若已按照国家规定完成婴幼儿和青少年时期的破伤风免疫接种程序，则不需要开展孕期接种；若孕妇的免疫接种史不详或不足3剂次接种，应尽早接种2剂次破伤风疫苗，并尽量完成推荐的5剂次接种。此外，对于免疫功能受损的外伤患者，需在专业医生的指导下进行破伤风疫苗的接种和（或）免疫球蛋白、抗毒素的注射。

（五）面部骨折怎么办

1. 伴有骨折的口腔颌面部外伤何时处理？怎样处理？

为避免骨折错位愈合，一般应尽早进行骨折复位。但是对于伴有骨折的口腔颌面部外伤，则应遵循急症优先原则，即如果患者存在窒息、大出血、休克、颅脑或重要器官损伤，应该优先处理这些危及生命的急症，等到患者脱离生命危险、全身状况稳定后再处理口腔颌面部外伤与骨折。

　　合并口腔颌面软组织外伤时，如骨折较为简单，可在清创缝合的同时进行骨折复位。如骨折复杂，无法在清创的同时进行骨折复位，可先进行软组织的清创缝合，后续再处理颌骨骨折。

　　牙外伤伴有牙槽突骨折，可在局麻下将牙槽突和牙复位到正常解剖位置，然后利用骨折周围的牙列固定骨折区域。至于牙自身的损伤，可交由牙体牙髓专科医生进一步处理。

　　颌骨骨折的复位需兼顾形态与功能，既要恢复外形，还要恢复术前的咬合关系，恢复正常的咀嚼功能。同时，颌骨骨折的治疗需"动静结合"，既要保证可靠的固定，不会产生不良应力干扰骨折愈合，也要尽早进行功能锻炼，如张口训练等，避免颞下颌关节强直等并发症的发生。口内牙齿应尽量保留，但如果牙齿位于骨折线上，并且有症状，如松动、折断、严重烂牙、牙根暴露过多等，应该拔除，降低感染风险。

　　颌骨骨折的治疗绝对不限于局部，需配合全身治疗，比如全身应用抗生素预防感染。颌骨骨折的患者多数情况下进食功能较差，摄入营养不足，必要时需配合营养支持治疗。

　　2. 哪些部位比较容易发生骨折？

　　可以想象的是，颌骨最突出的部分受到撞击发生骨折的概率相对较大，比如颧骨和颧弓，这两部分可单独发生骨折，也可同时发生骨折。除此之外，鼻部作为面部的高点之一，骨质较薄并且缺乏周围骨质支撑，也容易受到外伤且容易发生骨折。另外，下颌骨是面下1/3和部分面中1/3的组成部分，位置相对突出，也是骨折发生率较高的颌骨之一。在下颌骨上有四处结构在解剖上和力学上都属于薄弱区域，成为下颌骨骨折的好发区，这四处结构分别是正中联合部、颏孔区、下颌角及髁突颈部。由于下颌骨上附着较多影响颌骨运动的肌群，所以当下颌骨骨折时，骨折块由于外力和肌肉牵拉的综合影响，容易发生移位，最终表现为咬合上的改变。

上颌骨是面中部最大的颌骨，通过数个支柱结构分散咀嚼力，抵抗外力。因此当上颌骨受到轻度外力时，这些支柱结构可分散外力，不会引起骨折。当遭受较大外力时，由于上颌骨与多个骨骼相连，骨缝多，外力容易破坏上颌骨与这些骨骼的连接，常见形成横断形骨折和分离性骨折。上颌骨骨折常影响眼、鼻容貌与咬合，并且由于上颌骨靠近颅脑，严重时可并发颅脑损伤或颅底骨折。

3. 颧骨骨折要不要做手术？什么时候做手术？

颧骨颧弓的骨折块若发生向内的移位，压迫咬肌和颞肌这类负责张闭口的肌肉，同时可能阻碍下颌骨运动，导致张口疼痛和开口受限。颧骨的骨折块移位后，可因眼球移位、眼球运动被限制等各种原因发生复视。颧骨的骨折块移位，可造成眶下神经的损伤，造成受伤侧下眼睑、鼻翼、上唇皮肤等部位的麻木感，如果同时损伤面神经颧支，会出现眼睑闭合不全的症状。

颧骨骨折后，由于局部软组织肿胀，无法辨别实际面部塌陷畸形的程度，并且患者复视、局部麻木的症状也有可能是软组织水肿压迫所致。故应输液观察，待软组织肿胀消退后根据患者临床表现进一步判断是否行手术治疗。除此之外，软组织水肿情况下，暴露颧骨的难度增大，骨折复位手术难度与时长都会相应增加，同时也会增加术后感染风险。因此颧骨骨折手术急不得，需观察一段时间后再行商议。

通常情况下，仅有轻度移位，畸形不明显，张口无受限，没有复视、神经受压迫等症状的患者，可以进行保守治疗。如果发现患者在观察期（一般在伤后3~5天）结束后，仍有明显的面部塌陷畸形或张口受限，或存在复视的症状，则具有手术适应证。常规手术方式是头皮冠状切口复位固定法，力求解剖复位，达到多点固定。

第六章　牙外伤篇

（一）牙外伤的预防

1. 什么是牙外伤?

牙外伤是指牙齿和（或）牙周组织（如牙龈、牙周韧带、牙槽骨）等处的外伤（损伤）。牙外伤多发生于儿童及青少年，约占所有外伤的5%。约25%的学龄儿童曾有过牙外伤的经历，约33%的成年人也曾有过恒牙外伤的经历，其中大多数发生于未成年。

牙外伤多由突然施加到牙齿上的各种机械外力导致。牙外伤最常见的病因为摔倒，其次是交通事故、暴力行为和运动。儿童正处于身体、生理和心理生长发育的阶段，较成人更易发生牙外伤，尤其是前牙外伤。外力的性质、大小、速度和作用方向不同，可造成不同类型的损伤。

（1）直接外力如摔倒、撞击，多造成前牙外伤。

（2）间接外力，如外力撞击颏部（下巴）时，下牙猛烈撞击上牙，通常造成前磨牙和磨牙的外伤。

（3）较轻的外力仅引起牙周组织的轻损伤，较重的外力可将全部牙周膜撕裂，牙从牙槽窝内脱出。

（4）高速度的外力易致牙冠折断，低速度、强度大的外力易致牙周组织损伤。

2. 牙外伤包括哪些类型？

根据牙主要损伤的部位及损伤情况，牙外伤可以分为牙震荡、牙折、牙脱位几种类型。

（1）牙震荡。牙齿犹如遭受一场微小的地震，外观上并无改变，不松动，无移位，是牙周膜的轻度损伤，牙齿可有轻微酸痛感，垂直向或水平向叩击痛，可能对冷刺激有一过性敏感症状。此类损伤一般无需处理，但需要长期观察，定期复诊。一旦出现自发性疼痛、牙龈脓肿、牙变色等情况可能需行根管治疗。

（2）牙折。根据不同折断部位及程度分为冠折、根折和冠根折。

①冠折未露髓：仅限于牙冠折断，牙内的牙髓未暴露（折断面未见小红点及出血），可有触碰及冷热刺激敏感。此类创伤就诊时需暂时封闭、覆盖暴露的牙本质，酌情断冠再接或用树脂恢复外形。定期复诊，观察牙髓状态。

②冠折露髓：仅限于牙冠折断，牙内的牙髓已暴露（折断面见小红点及出血），可有剧烈的触痛及冷热敏感。此类创伤需根据穿髓孔大小、暴露时间、折裂牙本身的发育情况制订不同的根管治疗计划。

③根折：牙根部分折断，口内无法看见明显折裂线，表现为不同程度的松动度和叩痛。诊断主要依靠X光片表现。此类创伤需行松牙固定术，固定时间根据折裂部位而定。定期随访、观察，一旦出现牙变色、牙龈肿包及自发性疼痛等情况需及时复诊行外伤牙根管治疗。

④冠根折：斜行折线同时累及牙冠和牙根，牙髓往往暴露。患牙断片动度大，触痛明显。此类创伤需根据穿髓孔大小、暴露时间、折裂牙本身的发育情况制订不同的根管治疗计划，且可能需要联合外科牵引、正畸牵引等冠延长手段，行桩核冠修复恢复牙体外形。

（3）牙脱位。受外力后，部分牙周膜撕裂，外伤牙与相应的牙槽骨脱离，发生移位。根据移位的方向及程度，牙脱位可分为嵌入性脱位、脱出性脱位、侧方脱位及撕脱性脱位等。

①嵌入性脱位：外伤牙牙冠明显短于正常邻牙，牙延牙长轴嵌入牙槽窝中，叩诊呈高调金属音，多无明显松动，多伴有牙槽骨壁的折断。此类创伤根据嵌入的多少、外伤牙的发育情况酌情考虑是否需行外科或正畸牵引复位、固定。外伤后需定期随访、观察，一旦出现牙变色、牙龈肿包及自发性疼痛等情况需及时复诊行外伤牙根管治疗。

②脱出性脱位：外伤牙较邻牙伸长，可能有2～3个牙齿同时发生脱位，牙松动度增加。X光片可见牙周膜间隙增宽。此类创伤需在局麻下行松动牙的复位及固定，固定时间为2～4周。定期随访、观察，一旦出现牙变色、牙龈肿包及自发性疼痛等情况需及时复诊行外伤牙根管治疗。

③侧方脱位：外伤牙向唇侧或舌侧移位，常伴有齿槽窝侧壁的折断和牙龈裂伤。此类创伤的治疗同脱出性脱位，复位可能需依脱位情况联合外科牵引，固定时间为4周。定期随访、观察，一旦出现牙变色、牙龈肿包及自发性疼痛等情况需及时复诊行外伤牙根管治疗。

④撕脱性脱位：牙周膜完全断裂，牙齿与牙槽骨完全分离，可见患牙从牙槽窝中脱出。此类创伤较为严重，应尽快做牙再

植，30分钟内再植成功率较高。再植后行松动牙固定，固定时间为2周。外伤牙需在2周内行根管治疗。受伤后需于24小时内尽快接种破伤风疫苗或免疫球蛋白。

3. 该如何避免、预防牙外伤？

（1）做好牙外伤知识的宣教工作，尤其是对中小学生等高危人群要做好宣教工作。

（2）学龄期的儿童十分活泼好动，他们在玩耍时难免会磕磕碰碰，容易造成牙齿外伤。儿童平时最好穿胶底不滑的旅游鞋、运动鞋，防止跌倒摔跤。

（3）如果儿童经常从事剧烈的体育运动如轮滑、球类运动等，不可避免的身体冲撞、摔跤使得儿童牙齿受伤的风险很大，应戴头盔并去医院制作专门的防护牙托，尽量减少牙齿受伤的风险。

牙托，又称护齿器及护口器，它最早由牙胶制作，主要是用来保护运动员的口唇等软组织，避免出现破裂。牙托可通过吸收和分散作用于牙齿的力量，避免上下颌牙齿之间的暴力接触，预防牙齿外伤。同时牙托可以遮挡唇、舌和牙龈组织，避免破裂。对于容易发生骨折的下颌角和髁突，牙托可以起到弹性支持的作用，吸收力量，减少骨折的发生。

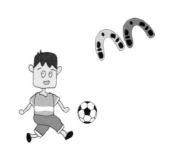

（二）牙外伤的诊断与治疗

1. 牙断了、掉了是不是就没用了？

答案是否定的。大多数人在遇到牙外伤时，如牙折、牙脱位、牙脱出等，常常束手无策，不知如何处理，最终导致原本可能治愈的牙齿丧失最佳治疗时机。

大多数折裂、脱位的外伤牙仍有保存可能，受伤后应尽量保留折裂、脱位的牙或牙折片，迅速到医院就诊。牙外伤的情况不同，折裂、脱位的牙或牙折片的保存方式也有区别。切记，脱位牙在体外的时间越短，保存的方法越好，治疗效果就越好。

2. 折断、脱位的牙该如何保存呢?

（1）折断：折断的牙冠应尽量保留，就医时携带，有断冠再接的可能，但粘接后的断冠仅有美观功能，啃咬时极易再次折断。折断牙冠的保存介质无严格要求，保存在清水中即可。

（2）撕脱性脱位：牙周膜（PDL）细胞的活力状态取决于撕脱牙暴露在口腔外的时间和撕脱牙的保存介质，尽量减少撕脱牙的干燥时间是牙周膜细胞存活的关键。脱落的外伤牙如果无法立即再植，或由于其他原因（例如外伤后昏迷）无法再植撕脱牙，请尽快置于可用于保存撕脱牙的储存液中。因为撕脱牙在几

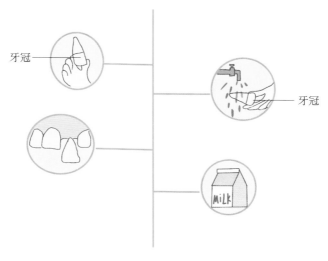

分钟之内就会发生牙根表面脱水。最适合且方便获得的储存介质为冷牛奶，其次是Hank's平衡缓冲液、唾液（吐入玻璃杯中）或生理盐水。如果上述液体都没有，也可将撕脱牙放入清水中，虽然清水是一种很差的介质，但优于暴露在空气中。

3. 牙齿碰撞后，没有明显的疼痛是否需要及时就医？

需要。牙外伤后，即使牙冠没有明显受损，对牙根、牙髓以及牙槽骨的隐形伤害仍然可能存在。因此，牙齿碰撞后，即使没有明显的疼痛，也建议及时就医行X线检查，排查根折和牙槽骨骨折可能。同时，无明显疼痛的外伤牙也需定期随访、观察，一旦出现牙变色、牙髓坏死、牙龈肿包及自发性疼痛等情况需及时复诊行外伤牙根管治疗。

4. 牙齿松动可以自愈吗？

需依外伤情况而定，绝大多数松动无法自愈。受外力后，部分牙周膜撕裂，外伤牙与相应的牙槽骨脱离，发生移位，可出现不同程度的牙松动。牙齿像大树用树根抓住泥土一样，和牙周组织连接在一起，所以牙齿有轻微松动（医学定义松动范围在0.02mm以内）确实是正常的，也可以自行恢复。但脱出性脱位、侧方脱位及撕脱性脱位均需要及时于专科医院就诊行松牙固定，此时松牙无法自行恢复稳固，且松动不仅不会自愈，还有加重的可能。同时，也有牙髓坏死的风险，这种情况下，在松牙固定的同时还需定期随访、观察，一旦出现牙变色、牙髓坏死、牙龈肿包及自发性疼痛等情况需及时复诊行外伤牙根管治疗。松牙固定根据外伤程度一般固定2～12周，牙齿可能自愈并固定在应有位置。

尽管如此，部分牙震荡及牙脱位的外伤牙松动度较小，可能通过调殆等方式降低咬合，恢复生理动度及稳固，但需要专科医生评估。因此，当受到外伤导致牙齿松动时，要尽早到正规口腔医院进行早期评估、干预和治疗。

此外，长期的定期复诊观察是外伤牙治疗的重要步骤，制订长期、完善的诊疗计划，可为患牙的保存及功能恢复提供更好的预后。

5. 牙齿因外伤发生松动不方便就医，第一时间应该怎么做？

口腔专科医院一般均设立了口腔急诊科，外伤导致牙齿松动时，要尽早到口腔急诊科进行治疗，早期进行评估和干预，从受伤到固定的时间越短，外伤牙得以保留的机会越大。但如若外伤后无法及时就医，应注意避免外伤牙再次受力，包括撞击、咬合、咬硬物等。待具备就医条件后，尽快就诊行病情评估，酌情行松牙固定术。

6. 折断的牙能否粘接回去呢？

牙折根据不同折断部位及程度分为冠折、根折和冠根折。根据冠折程度、牙髓是否暴露，外伤牙的治疗方式有所不同。

（1）以下情况的折裂断冠可以进行重新粘接。

①冠折未露髓：此类外伤就诊时可根据外伤牙情况，利用临时材料暂时封闭、覆盖暴露的牙本质后观察，择期粘接断冠，或即刻行断冠粘接恢复外形、覆盖暴露牙本质。但均需定期复诊，观察牙髓状态。

②冠折露髓：此类创伤如就诊时间较短、穿髓孔较小，可以考虑行活髓切断术，去除污染的牙髓，尽可能保留正常牙髓，治疗后可酌情断冠再接。对于无条件行活髓切断、需完善根管治疗的外伤牙，可考虑保留断冠，根管治疗完成后再行断冠再接。

（2）以下情况折裂的断冠可能无法重新粘接。

①冠根折：此类创伤折断面较深，一期处理时较难通过粘接

断冠恢复牙体外形，可能需要通过后期联合牵引、切龈等方式，为牙体外形恢复创造修复条件后进行修复。此类断冠多无粘接可能。

②冠折：冠折折断碎片体积较小，或折断碎片数量较多时，可能无法行断冠再接。

7. 牙齿折断可以不治疗吗，有什么影响？

不能不治疗，若不治疗，病情有加重的可能。

牙齿折断根据不同折断部位及程度分为冠折、根折和冠根折。根据冠折程度、牙髓是否暴露分为冠折未露髓及冠折露髓。牙齿折断是否需要治疗以及需要何种治疗一般取决于牙髓暴露状况。

（1）冠折未露髓：此类外伤需要利用牙体充填材料或断冠再接封闭、覆盖暴露的牙本质，并需定期复诊，观察牙髓状态，一旦出现牙变色、牙髓坏死、牙龈肿包及自发性疼痛等情况需及时复诊行外伤牙根管治疗。如若不进行治疗，可能出现冷热刺激敏感、继发自发性疼痛等，增加牙髓炎及牙髓坏死等发生的风险。

（2）冠折露髓：此类创伤需根据穿髓孔大小、暴露时间、折裂牙本身的发育情况制订不同的根管治疗计划。如若未及时就诊，可能出现自发性疼痛及牙髓坏死，若外伤牙牙根未发育完全，将影响牙根的继续发育及外伤牙的使用寿命。若外伤牙为乳牙，发生牙髓坏死后可能继发根尖周炎，进而影响将来继承恒牙的发育与萌出。

8. 牙齿折断后如果自己没有不适需要就医吗？

需要尽快就医。牙齿折断后，即使并未出现不适症状，但对牙根、牙髓以及牙槽骨的隐形伤害仍然可能存在。因此，牙齿折断后，即使没有明显不适，也建议及时就医行X线检查，排查根折和牙槽骨骨折可能；牙齿折断后，为避免继发冷热敏感、自发性疼痛等症状，减少牙髓坏死的可能，即使无明显不适，仍建议及时就诊，利用牙体充填材料或断冠再接封闭、覆盖暴露的牙本质，减轻对牙髓的刺激，尽可能地保留、保护正常的牙髓组织。

9. 折断的牙粘接回去后还能啃咬食物吗？

不能。因牙外伤多发生于儿童及青少年，外伤后发生牙齿折断的患牙，多暂时无法行包括烤瓷牙在内的冠修复，根据外伤情况可能会进行断冠再接或利用修复材料暂时恢复牙体外形。但由于缺损组织较大，且折断部分仅靠粘接固位，粘接效能有限。因此，再粘接回去的外伤牙或树脂等充填材料修复的外伤牙通常仅具有美观功能，不具备咀嚼和啃咬的能力。若后期出现断冠或充填材料脱落，需及时就诊再次粘接，避免对牙髓的继发损伤。

10. 复位、固定的牙还需要拔除吗？

有可能需要。外伤后发生移位、松动及脱落的牙一般均需要进行复位和松牙固定。一般来说，脱位牙在体外的时间越短、保存的方法越好、就诊时间越短，复位、固定后的治疗效果就越好。但外伤后牙移位，牙槽窝原有位置可能被血凝块等占据，局部也可伴随牙槽骨骨折，外伤牙难以保证能进行完善的复位和固定。另外，即使进行了完善的复位、固定，也有发生根尖周炎、骨缺损、炎症性牙根吸收与感染等的可能，导致固定后外伤牙松动度无明显改善。即使治疗后短期内外伤牙未见明显松动，后期也有发生牙根吸收、牙龈缘退缩和牙槽骨吸收的可能。因此，即使进行了完善的复位与固定，外伤牙也需要进行长期的观察与随访，不排除后期需要拔除的可能。

11. 牙根折断的牙能否保留？

有可能可以保留。牙根折断的外伤牙包括单纯牙根折断（根折）及牙根、牙冠同时折断（冠根折）两种情况。

（1）根折：此类创伤需行松牙固定术，固定时间根据折裂部位而定。拆除固定夹板后，若外伤牙仍然松动，需要拔除断冠或外伤牙整体；若夹板拆除后无明显松动，仍需要定期随访、观察，一旦出现牙变色、牙龈肿包及自发性疼痛等情况需及时复诊行外伤牙根管治疗。同时，尽管接受了完善的治疗，后期仍有出现牙根吸收、根尖囊肿、骨缺损、松动度增加等的可能，不排除需要拔除的可能。

（2）冠根折：此类创伤需拔除断冠，拔除后根据剩余牙根程度，判断有无修复可能。若存在修复可能，需根据穿髓孔大小、暴露时间、折裂牙本身的发育情况制订不同的根管治疗计划。可能需要联合外科牵引、正畸牵引等冠延长手段，行桩核冠修复恢复牙体外形。若断冠拔除后发现断面较低，余留牙根无修复可能，则需要拔除剩余残根。

12. 牙齿掉落、折断后能否恢复美观？

可以。根据牙伤的类型、外伤牙及全身生长发育状态，牙外伤的美观修复方式各有不同。

（1）发生于儿童及青少年的牙外伤，外伤后发生牙折的患牙，多暂时无法行包括烤瓷牙在内的冠修复，但根据外伤情况可能会进行断冠再接或利用修复材料暂时恢复牙体外形。牙脱位后，若最终外伤牙得以保留，固定后的患牙可一定程度恢复美观及功能，但切勿啃咬硬物。若最终外伤牙无法保留，由于仍处于生长发育期，尚无法行永久性冠桥修复或种植修复，可考虑使用自体牙移植、树脂固定桥、过渡性活动局部义齿、正畸关闭间隙等进行美观修复。但由于生长发育过程中颌骨宽度、体积在持续发生改变，树脂固定桥及过渡性活动假牙需根据颌骨发育状态进行更换，更换周期3个月至2年不等。在生长发育完成后，可以考虑种植治疗等。

（2）发生于成年人的牙外伤，若未行根管治疗，可行断冠再接或利用修复材料暂时恢复牙体外形。根据缺损大小，也可行贴面及全冠修复的方式恢复外伤牙美观。若已行根管治疗，可根据缺损程度进行桩冠修复或桩核-树脂修复，恢复外伤牙美观并增加外伤牙的抗折强度。

13.乳牙受伤掉了或折断了能否保留？

脱位牙无法保留，折断牙可尝试保留。

意外跌倒、碰撞和娱乐活动是导致乳牙外伤的最常见原因，尤其是在学习爬行、走路和跑步的过程中。乳牙外伤约占所有牙外伤的29.5%，乳牙外伤最常发生在2～6岁儿童。乳牙外伤因其自身的一些特点，往往在治疗方法上与恒牙有所不同。所有乳牙外伤都需定期复查，关注继承恒牙胚的发育情况，直至恒牙正常萌出。

与恒牙外伤一样，根据牙主要损伤的部位及损伤情况，乳牙外伤分为牙震荡、牙折、牙脱位等几种类型，但相应的治疗方法有所不同。

（1）牙折，根据不同折断部位及程度分为冠折、根折和冠根折。

①冠折未露髓：此类创伤就诊时需暂时封闭、覆盖暴露的牙本质，但因患儿配合有限，多不行断冠再接或树脂修复恢复外形。同样，也需要定期复诊，观察牙髓状态。

②冠折露髓：此类创伤需根据穿髓孔大小、暴露时间、折裂

牙本身的发育情况制订不同的根管治疗计划。

③根折：此类创伤若牙冠无明显或仅有轻度移位及松动，可暂不处理，定期随访、观察，一旦出现牙变色、牙龈肿包及自发性疼痛等情况需及时复诊行外伤牙根管治疗。冠部折断端移位、松动明显，且存在轻度咬合干扰，需要在局部麻醉下取出松动的冠部折断端，保存断根待其自然吸收，若患儿可配合，也可尝试复位及松牙固定。

④冠根折：此类创伤需要在局部麻醉下取出折断片并确定其是否可以保留，若可以进行修复，可根据牙根发育程度及折断位置进行牙本质覆盖、牙髓切断术（可见冠折露髓）或根管治疗。若如果不能修复，在不损伤恒牙胚的前提下，可以取出劈裂片保存断根或拔除全部患牙。

（2）牙脱位，与恒牙类似，受外力后，部分牙周膜撕裂，外伤牙与相应的牙槽骨脱离，发生移位。根据移位的方向及程度，牙脱位分为嵌入性脱位、脱出性脱位、侧方脱位及撕脱性脱位等。

①嵌入性脱位：此类创伤建议观察患牙自然再萌，而不考虑牵引复位，嵌入的患牙通常会在6个月内自然再萌复位，在某些情况下也可能长达1年。

②脱出性脱位：若外伤牙不影响咬合，且松动度尚可，可观察暂不处理；若外伤牙移位，影响咬合，轻柔复位患牙。如果患牙复位后不稳定，可使用弹性夹板与邻牙固定2周。若外伤牙松动度较大，有进入食道或呼吸道的可能，应拔除患牙。同时需要定期随访、观察，一旦出现牙变色、牙髓坏死、牙龈肿包及自发性疼痛等情况需及时复诊行外伤牙根管治疗。

③侧方脱位：外伤牙向唇侧或舌侧移位，可伴有一定程度的

松动及咬合干扰。此类创伤的治疗同脱出性脱位，但复位固定时间为4周。定期随访、观察，一旦出现牙变色、牙龈肿包及自发性疼痛等情况需及时复诊行外伤牙根管治疗。

④撕脱性脱位：牙周膜完全断裂，牙齿与牙槽骨完全分离。可见患牙从牙槽窝中脱出。儿童乳牙再植的成本很高（包括乳牙再植术、夹板固定和拆除、根管治疗），并且可能对恒牙胚或其萌出造成进一步损害。同时也为了避免因误吸牙齿而导致窒息等危重情况，乳牙撕脱性脱位不会行牙再植及固定。但仍需于24小时内尽快接种破伤风疫苗或免疫球蛋白，并做好口腔卫生维护，避免二次感染。

14.乳牙受伤掉了是否需要安假牙？是否需要使用间隙保持器？

可以安假牙，但未必需要。因为儿童乳牙再植的成本很高（包括乳牙再植术、夹板固定和拆除、根管治疗），以及可能对恒牙胚或其萌出造成进一步损害，同时也为了避免误吸牙齿导致窒息等危重情况，乳牙撕脱性脱位不会行牙再植及固定。

乳牙因外伤缺失后，邻牙移位、对颌牙伸长，使间隙的近远中径和垂直径变小。乳牙早失时患儿年龄越小，牙列越拥挤，间隙变小的可能性就越大。缺失牙的位置不同，缺牙间隙的改变也不同。

（1）"门牙"缺失，由于恒牙"门牙"均比乳牙"门牙"大，在颌骨的发育过程中，"门牙"区牙槽骨增长显著，以容纳恒牙"门牙"，所以，乳牙"门牙"早失、间隙变小或消失的可能性较小。

（2）"虎牙"缺失，乳牙"虎牙"缺失后间隙极易变小，甚至消失，致使恒牙"虎牙"异位萌出。

（3）"大牙"缺失，第一颗恒牙"大牙"正在萌出时，若乳牙"大牙"早失，间隙很容易缩小或消失。

间隙保持是指在乳牙早失的部位戴入间隙保持器，维持早失牙间隙，以预防牙弓长度丧失，利于继承恒牙的正常萌出，避免后期正畸治疗或者降低治疗难度。因此，"虎牙"及"大牙"缺失时，一般多需要进行间隙维持，应观察早失牙的邻牙与正在发育及萌出牙齿之间的关系，判断是否需制作间隙保持器和应用何种间隙保持器。对于"门牙"的外伤缺失，因间隙本身变小的可能性不大，可无需进行间隙维持。但对于2~4岁的患儿来说在一定程度上会影响其美观、咀嚼效率和发音的准确性，甚至影响心理健康。也有学者认为乳前牙的缺失失去了对恒前牙的诱导作用，同样会出现恒前牙异位萌出的可能。因此，为恢复美观与发音、预防口腔不良习惯、引导恒牙正位萌出，可使用可摘式间隙保持器。可摘式间隙保持器需根据患儿的生长发育情况定期更换，根据恒牙在萌出过程中的实时状况适时调整、磨除修复体的相应部分，诱导恒牙萌出到正常位置。

15.乳牙受外伤折断了该如何处理？乳牙磕断一半或更少需要处理吗？

需要。乳牙牙折根据不同折断部位及程度分为冠折、根折和冠根折，根据冠折程度、牙髓是否暴露分为冠折未露髓及冠折露髓。牙齿折断是否需要治疗以及需要何种治疗一般取决于牙髓暴露状况。

（1）冠折未露髓：此类创伤需要利用牙体充填材料或断冠再接封闭、覆盖暴露的牙本质，并需定期复诊，观察牙髓状态，一旦出现牙变色、牙髓坏死、牙龈肿包及自发性疼痛等情况需及时复诊行外伤牙根管治疗。若不进行治疗，可能出现冷热刺激敏感、继发自发性疼痛等，增加牙髓炎及牙髓坏死等发生的风险。

（2）冠折露髓：此类创伤需根据牙髓暴露时间和程度，于局麻下进行部分牙髓切断术或氢氧化钙盖髓，玻璃离子和树脂覆盖断端，此类治疗后需定期复诊，观察牙髓状态，一旦出现牙变色、牙髓坏死、牙龈肿包及自发性疼痛等情况需及时复诊行外伤牙根管治疗。若暴露时间过长、穿髓孔过大、根尖发育完成，也可行一次性根管治疗。若牙折为斜行折线，同时累及牙冠和牙根，患牙断片动度大，触痛明显。此类创伤需要在局部麻醉下取出折断片并确定其是否可以保留，若可以进行修复，可根据牙根发育程度及折断位置进行牙本质覆盖、牙髓切断术（可见冠折露髓）或根管治疗。若不能修复，在不损伤恒牙胚的前提下，可以取出劈裂片保存断根或拔除全部患牙。

（3）若外伤牙为牙根部分折断，口内无法看见明显折裂线，表现为不同程度的松动度和叩痛。此类创伤若牙冠无明显或仅有轻度移位及松动，可暂不处理，定期随访、观察，一旦出现牙变色、牙龈肿包及自发性疼痛等情况需及时复诊行外伤牙根管治疗。冠部折断端移位、松动明显，且存在轻度咬合干扰，需要在局部麻醉下取出松动的冠部折断端，保存断根待其自然吸收，若患儿可配合，也可尝试复位及松牙固定。

16.乳牙牙根折断是否需要拔牙？

拔除十分松动的部分即可。乳牙牙根折断多为牙折线断面较低的牙折，主要包括牙根折断和牙冠、牙根同时折断两类，具体处理可以参见本章前述内容。

17.乳牙受撞击向里嵌入了是否需要拔牙？

不需要。乳牙发生嵌入性脱位和侧方脱位，可表现外伤牙牙冠明显短于正常邻牙，牙延牙长轴嵌入牙槽窝中。如牙根移位的方向朝向恒牙胚，可能会影响继承恒牙胚的发育，尽管如此，仍建议观察，允许其自萌。因拔出嵌入乳牙的过程也可对恒牙胚造成进一步的损害，且暂缺乏证据表明立即拔出外伤的乳牙可以降低对恒牙胚的损害，不建议乳牙嵌入时立刻拔除外伤的乳牙。

（三）牙外伤治疗后注意事项

1. 外伤牙修复后能使用多久，有什么注意事项？

外伤牙修复后的注意事项及使用寿命取决于修复方式，因牙外伤多发生于儿童及青少年，外伤后发生牙折的患牙，多暂时无法行包括烤瓷牙在内的冠修复，但根据外伤情况可能会进行断冠再接或利用修复材料暂时恢复牙体外形。采用此类修复方式的外伤牙通常仅具有美观功能，不具备咀嚼和啃咬的能力，因此使用期限难以预测，若发生断冠或充填材料脱落，需及时就诊再次粘接。使用过程中应尽量避免使用外伤牙咀嚼或啃咬硬物。同时，外伤牙需进行正常口腔卫生维护，避免继发牙周炎影响外伤牙的远期预后和使用寿命。

对于成年人牙外伤，若未行根管治疗，通常也只能行断冠再接或利用修复材料暂时恢复牙体外形，同儿童及青少年一样，此类修复方式的外伤牙通常仅具有美观功能，使用期限难以预测，使用过程中应尽量避免使用外伤牙咀嚼或啃咬硬物。若已行根管治疗，可根据缺损程度进行桩冠修复，增加外伤牙的抗折强度。此类方式修复的外伤牙可恢复一定程度的咀嚼功能，但由于根管治疗后的外伤牙内无牙髓血管及神经，较正常牙更为脆弱、易折。因此，即使已行桩冠修复，也应避免咀嚼或啃咬硬物，减小再次折断的风险。

不论何种方式治疗及修复的外伤牙，均需长期复诊观察，若后期出现牙根吸收、根尖囊肿、骨缺损、松动度增加等，不排除拔除可能。

2. 牙外伤后的复诊时间是多久？需要做什么处理？

牙外伤类型不同，术后复诊时间存在一定差异，随访时复查内容包括临床检查及影像学检查两部分。

（1）牙震荡、冠折未露髓：建议术后2周、1个月、3个月、6个月及1年定期复诊随访，检测外伤牙牙髓活力、松动度、有无变色等，并行X线检查明确牙根发育程度，牙根、根尖周及牙槽骨有无异常。

（2）冠折露髓、根折及各类型牙脱位：建议术后2周、1个月、3个月、6个月、1年定期复诊，之后每年复查，复查周期至少为5年。检查外伤牙牙髓活力、松动度、有无变色等，并行X线检查明确牙根发育程度，牙根、根尖周及牙槽骨有无异常。

（3）所有乳牙外伤都需定期复查，关注继承恒牙胚的发育情况，直至恒牙正常萌出为止。

但治疗后若出现牙变色、牙龈肿包、冷热刺激痛及自发性疼痛等情况需尽快复诊。

3. 牙外伤后饮食、清洁等需要注意什么？

牙外伤后对随访复查和居家护理的依从性越好，越有助于外伤牙取得满意的愈合效果，因此，本人或监护人应注意外伤牙的护理，以促进最佳愈合，同时要注意防止再次受伤，具体包括以下几方面。

（1）饮食：牙外伤治疗后2～4周应尽量避免冷热刺激，以软食为主，避免用外伤牙咬物。

（2）清洁：牙外伤术后应正常清洁，建议早晚用软毛牙刷刷牙，餐后0.12%氯己定漱口水适量含漱，或用蘸有氯己定的棉球擦拭受伤区域，每天两次，疗程2周。

（3）为防止再次受伤，应避免参加对抗性运动。

4. 松动、脱落的牙复位、固定之后还需要做什么治疗？

外伤牙的治疗具有较长的周期，除外伤时的治疗外，长期的观察随访也至关重要。

（1）松动的外伤牙在复位、固定后需定期复诊，同时观察牙髓状态，一旦出现牙变色、牙髓坏死、牙龈肿包及自发性疼痛等情况需及时复诊行外伤牙根管治疗。

（2）脱落的外伤牙复位后，若牙根已发育完成，需在2周内复诊行根管治疗；若牙根未发育完成，再植后可能会发生自发的牙髓血运重建。因此，只有在复查随访中，发现再植牙有明确的牙髓坏死和根管感染的临床表现或影像学改变时，才建议行根管治疗术、根尖诱导成形术或牙髓腔再血管化/牙髓再生等治疗。

5. 牙外伤间隔数日后出现疼痛是否正常？

牙外伤间隔数日后出现冷热刺激痛及自发性疼痛多发生于牙震荡、冠折或根折等的外伤牙，若牙外伤时未行治疗，或治疗时未行根管治疗，或只行盖髓或活髓切断，需及时复诊进一步检查外伤牙牙髓状态，不排除需要进行外伤牙根管治疗的可能；若外伤牙已行根管治疗，仍建议及时复诊，排查其他未处理牙继发牙髓炎的可能。

牙外伤间隔数日后逐渐出现的咬合疼痛也可继发于咬合干扰及𬌗创伤，需及时复诊检查口内有无咬合高点，进行适当的调磨，减轻二次𬌗创伤造成的牙根及根周组织损伤。

6. 牙齿脱落很长时间，还能处理吗？怎么处理？

因外伤导致的恒牙脱落，均可进行牙再植及复位固定，为未来的进一步治疗提供可能。但脱落牙的保存状态、脱落牙的脱落时间不同，再植后外伤牙的预后也各不相同。

（1）在事故现场，已将脱落牙立即或在很短的时间内（约15分钟）放回牙槽窝，完成再植：牙周围细胞最有可能存活。

（2）将脱落牙放入恰当的储存介质〔如牛奶、HBSS（成品脱落牙保存液）、唾液或生理盐水中，口腔外干燥时间少于60分钟〕：牙周围细胞有可能存活。

（3）无论脱落牙是否储存在介质中，总的口腔外干燥时间都超过了60分钟：牙周围细胞很可能坏死。

因牙周围细胞无法再生，脱落牙保存状态越差、脱位时间越长，牙周围细胞坏死可能性越大，发生牙根吸收进而无法保留的可能性越大。

7. 牙外伤治疗后出现哪些情况需要尽快复诊？

不论外伤后外伤牙有无进行处理或进行了何种处理，若治疗后出现牙变色、牙龈肿包、固位夹板松动脱落、充填物或再接断冠松动脱落、外伤牙冷热刺激痛及自发性疼痛等情况均需尽快复诊。

第七章　风险篇

（一）口腔健康与全身健康是否相关

1. 口腔疾病会带"坏"全身健康吗？

口腔疾病会间接或直接影响全身健康。口腔健康是全身健康的重要组成部分，世界卫生组织将口腔健康列为人体健康的十大标准之一。口腔健康标准是"牙齿清洁、无龋洞、无疼痛感、牙龈颜色正常、无出血现象"。许多人觉得口腔疾病不是病，然而事实并非如此。口腔疾病持续发展，会对个体的全身健康造成威胁，引发或加剧全身疾病。例如，龋病和牙周病会破坏牙齿硬组织和牙周组织，从而影响咀嚼、言语、外观等功能。口腔感染及炎症因子可引发或加剧心脑血管疾病、糖尿病等慢性病，危害全身健康。一些涉及整个消化系统的肿瘤，如口腔鳞癌、食管癌、胃癌、结直肠癌等，可能与口腔及牙周环境中的某些致病菌存在或多或少的关系。孕妇的口腔感染也是引起早产和婴儿低出生体重的危险因素。此外，口腔不是孤立于身体其他部位的，大多数口腔疾病与全身健康状况有着共同的危险因素。这些危险因素包括不健康的饮食习惯（特别是高糖饮食）、吸烟、酗酒或口腔卫生习惯欠佳等。因此，我们要认识到，维护好口腔健康，不仅可以帮助预防口腔疾病，而且可预防全身疾病。口腔健康是全身健康的重要组成部分，关注口腔健康，养成良好的口腔卫生习惯，不仅有利于自身口腔健康，而且对全身健康也有着非常重要的意义。

2. 全身疾病会引起口腔疾病吗？

全身疾病对口腔健康的影响也不容忽视，一些全身疾病可能在口腔出现相应的表征。如糖尿病患者抗感染能力下降，常加重牙周炎，或导致拔牙创面难以愈合。艾滋病患者早期即可出现口腔病损，如口腔念珠菌病、毛状白斑等。还有一些血液系统疾病，如白血病、血友病、血小板减少性紫癜等的患者，常可出现口腔有创治疗后出血不止，甚至自发性出血等。可见，全身健康与口腔健康密切相关，在口腔诊疗过程中，患者应积极向医务人员提供个人的全身疾病病史，以便为口腔疾病诊断及治疗提供依据。

（二）全身系统疾病与口腔急症并发时，该怎么办

1. 长期使用抗凝药，可以进行口腔急症治疗吗？

长期使用抗凝药，可以进行口腔急症治疗，但应加强治疗前评估、治疗中监护、治疗后观察及随访等。抗凝药是一类阻止血液凝固的药物，主要用于血栓栓塞性疾病的预防与治疗。临床常用的抗凝药包括肝素、香豆素类（如华法林）、抗血小板药（如阿司匹林）及一些新型口服抗凝药（如阿哌沙班、利伐沙班、达比加群）等。出血是抗凝治疗中常见的并发症之一，严重者甚至危及生命。此外，长期使用抗凝药还可导致血小板减少，肝、肾及皮肤等损伤。因此，对于一些长期使用抗凝药的患者，首先，

注意监测凝血时间和部分活化凝血酶原时间，术前在完善相关检查的基础上评估治疗风险，可于全身状况较好的情况下适当开展口腔急症治疗。其次，应加强治疗过程中生命体征的监测及口内伤口出血不止的防治。再次，应注意术后再出血及止血问题，出血不易控制者，可遵医嘱采用用药、加压止血、缝合等措施，以达到止血目的。

2. 安了心脏起搏器，口腔急症治疗有没有禁忌？

安了心脏起搏器，可以进行口腔急症治疗，但应慎重使用电子根测仪、牙髓电活力测试仪、超声洁牙机和电刀等仪器设备。

心脏起搏器和植入型心律转复除颤器是常见的调节心律的心血管植入型电子器械（cardiovascular implantable electronic devices，CIED），其主要构造为脉冲发生器和电极，两者由导线连接。电子根测仪、牙髓活力测试仪、超声洁牙机、电刀等牙科治疗设备广泛用于急性牙髓炎、口腔出血等的诊断或治疗中，这类设备发出的电磁波可干扰CIED功能，这种影响称为电磁干扰。虽然现代的CIED通常具有抗干扰设计，但仍建议在医疗环境中避免使用可能产生电磁干扰的医疗设备。一般认为比较安全的、不会产生电磁干扰的口腔仪器设备有银汞合金搅拌器、口腔治疗椅、高速与低速手机。超声洁牙机可显著影响CIED的正常工作，而对于电刀、光固化装置、牙髓活力测试仪、根管长度测量仪是否影响CIED的正常工作尚存争议。故建议避免将可能造成电磁干扰的设备应用于植入CIED的患者，可采用手动器械代替。此外，有报道认为，同时

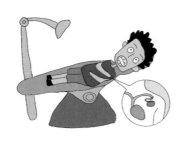

打开多台仪器时可能产生电磁场的累积效应，建议在治疗植入CIED的患者时，仅打开必要的设备。

3. 安置了心脏支架，口腔急症治疗过程中可能出现哪些问题？

安置心脏支架的患者，因长期服用抗凝药，可能出现支架内血栓及出血的情况，因此口腔急症治疗时，可能出现口内出血不止的情况。

华法林、多种心血管疾病治疗药物（如胺碘酮、地尔硫䓬、辛伐他汀、非诺贝特、普罗帕酮等）、抗感染药物（如阿莫西林、左氧氟沙星、阿奇霉素、氟康唑、甲硝唑等）及非甾体抗炎药之间存在明显的药物相互作用，可能延长抗凝药的代谢时间，加重出血风险，因此口腔治疗前应仔细评估患者的用药情况。口服抗凝药并伴有肝病、肾病、血小板减少症等的患者可能有更高的出血风险。

冠状动脉支架置入术使用的支架主要有金属裸支架（bare metal stent，BMS）和药物洗脱支架（drug-eluting stent，DES）。在BMS置入术后14天内进行非心脏手术可能导致严重的血栓及出血并发症，而3个月后进行非心脏手术，其相应发生率只有2.8%，故推荐推迟非心脏手术至BMS置入术后3个月。

目前临床上已很少应用BMS，最新一代DES的血栓发生率已低于BMS，BMS在临床中的应用逐渐减少。DES置入术后6周内行非心血管手术风险较高，心血管事件发生率达11.6%，但DES置入术后1年心血管事件发生率可降至3.5%，故对于患者，建议口腔择期手术应推迟至DES置入术后1年或更长时间。对于高危的急性冠状动脉综合征患者，由于存在血栓及支架再狭窄的风险，建议外科择期手术应推迟至支架置入1年以后。口腔疾病急需治疗者，可考虑在DES置入术后3~12个月行口腔手术。

4. 口腔急症治疗是否会诱发心律失常？

口腔急症治疗可能会诱发心律失常。心律失常是指心脏电冲动的频率、节律、起源部位、传导速度或激动次序的异常。在接受口腔急症治疗时，患者的紧张、恐惧、焦虑、疼痛，部分药物（如含有肾上腺素的麻醉药物）均可使交感神经的兴奋性增加、心率增快、血压升高，同时治疗本身也会引发应激反应，两者均可导致心肌耗氧量增加、凝血与纤溶系统失衡，出现心肌缺血缺氧，进而发生心绞痛、心肌梗死和心律失常。口腔急症治疗前应充分了解患者有无心悸、晕厥、起搏器置入术等疾病史，必要时行心电图检查明确目前有无心律失常及心律失常的类型。对有心律失常的患者，口腔急症治疗全周期均应行心电监护。治疗中患者一旦出现心悸等不适，应立即停止口腔急症治疗操作，并根据心律失常的类型行相应紧急处理。

5. 急性牙痛会诱发心律失常吗？

急性牙痛可能会诱发心律失常。急性牙痛的原因有很多，如细菌侵犯所引起的牙龈炎、牙髓炎、牙周炎等感染，这些感染病灶除了引起口腔局部的病变，还会引起心律失常，称为病灶性心律失常。室性早搏是病灶性心律失常最常见的类型，患者可有心跳不规则、心动过速等不适感觉，超声等检查均无器质性心脏病发现。病灶性心律失常并非细菌直接感染心脏所致，而是由于感染灶中细菌毒素持续存在，导致体内儿茶酚胺类物质增多，引起植物神经功能紊乱。对于病灶性心律失常，首要的治疗不是选用抗心律失常药物，而是彻底治疗口腔中的感染病灶，在感染病灶治愈后，心律失常大多随之缓解，乃至消失。

6. 口腔急症治疗过程中突发急性胸痛怎么办？

口腔急症治疗过程中突发急性胸痛，应立即停止口腔急症

治疗操作，安静休息。未明确患者急
性胸痛病因或明确患者为中、高危急
性胸痛时，应在迅速联系救护车转综
合医院胸痛中心救治的同时，行如下
应急处理流程：①持续心电监护，关
注患者的心律、心率、血压、呼吸及
血氧饱和度的变化；②有低氧血症者
可给予鼻导管或面罩吸氧，以保证血
氧饱和度≥94%；③建立静脉通道，

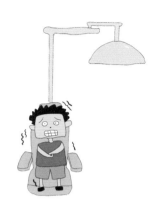

以保证给药途径通畅；④描记12导联或18导联心电图，动态关注
ST段变化；⑤准备好急救药物及急救设备，以防急性胸痛并发症
（如室颤、无脉性室速等）的发生。在此期间，如救护车准备就
绪，应于监护下积极迅速完成转院流程。此外，焦虑和疼痛可以
诱发心绞痛的急性发作，因此在口腔急症治疗前应充分询问患者
病史，以评估其治疗风险。

7. 冠心病患者行口腔急症治疗时可以使用局麻药吗？

冠心病患者行口腔急症治疗时可以使用局麻药。局麻指用局
麻药暂时阻断机体一定区域内神经末梢和纤维的感觉传导，从而
使该区疼痛消失。口腔急症治疗过程中，局麻药用量较少，即使
是含了肾上腺素的局麻药，因进入人体的肾上腺素量甚微，一般
不会发生血压升高、心率加快等情况。冠心病即冠状动脉粥样硬
化性心脏病，指冠状动脉粥样硬化使血管腔狭窄、阻塞和（或）
冠状动脉功能性改变（痉挛），导致心肌缺血缺氧或坏死，也称
缺血性心脏病。对于冠心病病情稳定的患者，可充分评估其全身
状况，在心电监护下合理使用局麻药，开展口腔急症治疗。

8. 高血压患者可以进行口腔急症治疗吗?

高血压患者可以进行口腔急症治疗。高血压是以动脉血压持续升高为特征的心血管综合征,可分为原发性高血压和继发性高血压。高血压是常见的慢性病之一,也是心脑血管疾病主要的危险因素,可导致脑卒中、心力衰竭、慢性肾脏病等主要并发症。在口腔急症治疗中,患者对口腔治疗的高度恐惧或口腔治疗中的不良刺激会使血压有不同程度的升高,治疗前仔细评估,治疗中采取必要的减压措施并注意监护可降低发生意外事件的概率。

按照风险分级,高血压分为低风险(ASA Ⅰ级)、中风险(ASA Ⅱ级)、高风险(ASA Ⅲ级)、极高风险(ASA Ⅳ级),具体分级情况见下表。低风险(ASA Ⅰ级)可以常规进行口腔治疗;中风险(ASA Ⅱ级)嘱患者休息5分钟后复测,结果无明显变化时,建议患者服用自带降压药物,风险分级下降后,谨慎进行口腔治疗;高风险(ASA Ⅲ级)建议在心内科医生严格监护下进行口腔治疗;极高风险(ASA Ⅳ级)不建议进行有创的口腔治疗,建议先治疗高血压,如有需紧急处理的口腔疾病,必须在心内科医生严格监护下进行无创或微创治疗。一般认为血压高于180/100mmHg不适合进行口腔治疗。如患者治疗过程中发现血压显著升高,高于180/100mmHg,并存在急性靶器官损害表现(如继发急性心力衰竭),则需暂停治疗并将患者转至心血管专科进一步治疗。此外,高血压患者口腔治疗时如需进行局部麻醉,应慎用含肾上腺素的局麻药。老年患者,特别是服用多种抗高血压药的患者,在长时间口腔治疗后,突然从椅位上坐起直立可能导致一过性低血压,应嘱患者缓慢起身。

高血压风险分级表

分级	收缩压（mmHg）	舒张压（mmHg）	危险因素	糖尿病、靶器官受损	并发症
低风险（ASA Ⅰ 级）	140～159	90～99	无	无	无
中风险（ASA Ⅱ 级）	140～159	90～99	1～2个	无	无
	160～179	100～109	无或1～2个	无	无
高风险（ASA Ⅲ 级）	140～179	90～109	≥3个	有	有
	≥180	≥110	无	无	无
极高风险（ASA Ⅳ 级）	140～179	90～109	—	—	有
	≥180	≥110	有	有	有
	＞200	＞115	—	—	—

9. 有创口腔治疗是否可导致脑卒中复发？

有创口腔治疗过程中机体的应激反应可能会诱发脑卒中患者病情复发，加重脑损害，甚至危及生命。

脑卒中又称"中风"，是脑部血管突然破裂或因血管阻塞导致血液不能流入大脑而引起脑组织损伤的疾病，分为出血性脑卒中和缺血性脑卒中，临床表现均以猝然倒地、不省人事或口角歪斜、半身不遂、智力障碍为主要特征。脑卒中患者有创口腔治疗前应进行风险评估，评估脑卒中类型、发病时间及次数，血压情况，目前正服用的药物，以及是否合并高血压、糖尿病、心脏病等。脑卒中风险分级及口腔治疗要点见下表。总之，脑卒中患者

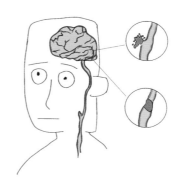

应慎重行有创口腔操作，部分患者可在专科医生充分评估的基础上、生命体征相对平稳可监控的前提下，进行有创口腔治疗。

脑卒中风险分级及口腔治疗要点

分级	特点	口腔治疗要点
中度风险	有过一次脑卒中发病史，最近一次发病时间超过3个月，无明显功能障碍，可自主独立完成日常生活及工作内容，无短暂性脑缺血发作症状	可谨慎进行常规的口腔治疗，但应该注意做好术前评估；术中持续心电监测，观察血压变化；选择不含或含低浓度肾上腺素的局麻药，尽量无痛操作；服用抗凝药者，术前应咨询专科医生可否停药；尽量缩短手术时间，预防术后出血
高度风险	有过一次以上的脑卒中发病史，最近一次发病时间超过3个月，有轻度功能障碍，不能完全完成患病前的所有活动，但也能在不需要帮助的情况下完成自己的日常生活，无短暂性脑缺血发作症状	由脑血管专科医生评估患者是否可进行有创口腔治疗，若患者可进行口腔治疗，治疗过程中必须有专科医生全程陪同监护
极高风险	3个月内发生过脑卒中，血压控制不佳（超过160/100mmHg），合并心脏病、糖尿病，经常有短暂性脑缺血发作症状	不能进行有创口腔治疗，如遇口腔急症需紧急处理，应在脑血管专科医生的严密监护下进行口腔急症治疗

10. 口腔治疗过程中癫痫大发作怎么办?

口腔治疗过程中癫痫大发作，应立即停止口腔治疗，紧急救治。

癫痫俗称羊角风、羊癫疯，是一种慢性脑部疾病所致的大脑异常电活动。癫痫大发作（即全面性强直-阵挛发作）时患者往往会失去意识、眼球上翻、全身强直阵挛并伴有沉重的打鼾样呼吸，持续时间2~5分钟，发作后恢复清醒，严重者可进入深度睡眠甚至昏迷。癫痫大发作时，医护人员应立即停止口腔治疗，紧急施救。具体急救措施如下：
①患者取平卧位，头偏一侧，
清理口鼻分泌物，保持呼吸道
通畅。②松解裤带，必要时可
在医生的指挥下行气管切开
术。③严密监测生命体征，准
备急救物品，必要时行药物治
疗，而后转入综合医院进一步
救治。此外，对于既往有癫痫
大发作病史的患者，若1个月

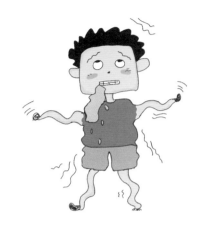

内发作频率为1次及以上者，建议治疗前先咨询专科医生是否适宜口腔治疗，术中应严密观察患者情况，谨慎操作；若1周内发作频率为1次及以上者，不能进行有创口腔治疗，如遇口腔急症需紧急处理，须在专科医生的严密监护下进行口腔治疗。

11. 口腔治疗过程中突发支气管哮喘怎么办？

口腔治疗过程中突发支气管哮喘，应立即停止操作，紧急用药，并请麻醉医生或专科医生会诊。

支气管哮喘是由多种细胞（如嗜酸性粒细胞、肥大细胞等）参与的气道慢性炎症性疾病，可导致气道高反应性，出现广泛而多变的可逆性呼气气流受限，导致反复发作的喘息、气紧、胸闷或咳嗽等。口腔治疗过程中突发支气管哮喘时，患者应取端坐位，予以氧气吸入，同时吸入沙丁胺醇缓解支气管哮喘症状，并转入综合医院进一步救治。

支气管哮喘风险分级及口腔治疗要点

分级	特点	口腔治疗要点
低度风险	哮喘发作不频繁，每周可超过1次，但1日内不超过1次，一般不需要急救或住院	可进行常规口腔治疗，术前询问患者哮喘发作诱因并尽量避免，请患者尽量自带平喘药物，尽量缩短治疗时间，类固醇依赖性哮喘患者禁用含血管收缩剂的局麻药物
中度风险	哮喘发作每日超过1次，且有口腔诊疗心理恐惧	可按低度风险患者处理，频繁发作患者需在专科医生的严密监护下进行口腔治疗
高度风险	运动诱发性哮喘，发作时需急救或入院，合并全身系统疾病	不宜进行口腔操作，尽量采用药物治疗，口腔急症必须进行治疗时，需在专科医生的严密监护下进行口腔治疗

12.合并有慢性阻塞性肺疾病（COPD）的患者行有创口腔治疗是否安全？

有创口腔治疗中的应激反应可能会刺激患者使病情加重，影响患者呼吸功能，甚至危及生命。COPD患者应慎重进行有创口腔治疗，部分患者可在专科医生充分评估的基础上、生命体征相对平稳可监控的前提下，进行有创口腔治疗。

COPD是一种常见的以持续气流受限和呼吸道症状为特征的慢性呼吸系统疾病。COPD的病因与感染、空气污染、粉尘及化学物质暴露、吸烟相关，表现为长期、反复、逐渐加重的咳嗽、咳痰、气短、呼吸困难、喘息和胸闷，逐年进行性加重的气短或呼吸困难是标志性症状。

对于一些稳定期的COPD患者而言，咳嗽、咳痰、气短等症状稳定或症状轻微时，可进行常规口腔治疗。术前应评估患者全身情况，术中做好心电监测，持续予以低流量吸氧，尽量缩短操作时间，必要时患者取半卧位，保持呼吸道通畅。若患者出现超日常状况的持续恶化，短期内咳嗽、咳痰、气短和（或）喘息加重，痰量增多、呈脓性或黏脓性，发热等炎症表现明显加重，不能进行有创口腔治疗，如遇口腔急症需紧急处理，应在专科医生的严密监护下进行口腔治疗。

13.糖尿病患者颌面部外伤清创缝合后创口愈合为何比常人难?

糖尿病患者颌面部外伤清创缝合后创口愈合比常人难，主要与机体抵抗力下降、血糖控制不良等因素有关。

糖尿病是由遗传因素、环境因素、精神因素等致病因子共同作用于机体导致的胰岛功能减退、胰岛素抵抗等，从而引发以糖代谢紊乱为主要表现的代谢紊乱综合征。它是一种慢性消耗性疾病，多数患者全身营养状况差、免疫力下降，因此影响伤口的愈合。糖尿病患者血糖控制不佳时，细胞外液渗透压升高，导致水从细胞内渗出，而葡萄糖从尿中排出，形成渗透性利尿，通过尿液排出过多的水分和电解质，此时细胞内、外都可能发生脱水，影响伤口处皮肤愈合。糖尿病患者血糖控制不佳时，机体消灭细菌的能力降低，高血糖降低细胞运输氧到组织的能力，也会影响伤口愈合。此外，糖尿病患者的机体微循环较差，甚至存在毛细血管栓塞，局部血流灌注降低，不利于伤口愈合。因此，疑似或确诊糖尿病的患者在接受创伤性手术前应先进行血糖监测。糖尿病患者应避免或限制使用含肾上腺素的局麻药，以防造成注射部位坏死，局麻药推荐使用利多卡因。患者创伤性手术前1天及术后3天推荐使用广谱抗生素行抗感染治疗。患者也应积极提高自身免疫力，控制血糖，以促进伤口的愈合。

14.甲状腺功能异常者进行口腔急症治疗时可以使用局麻药吗?

甲状腺功能异常包括甲状腺功能亢进及甲状腺功能减退两

类，也就是我们俗称的甲亢及甲减。甲亢指甲状腺激素分泌过多而引起的甲状腺毒症，甲减则是系各种原因引起的甲状腺激素合成、分泌及生物效应不足所致的一种全身性低代谢综合征。甲亢患者对儿茶酚胺类药物（如肾上腺素）极为敏感，使用此类药物会引发患者血压升高、心动过速或明显的心律失常，因此，局麻时应避免或限制使用含肾上腺素的局麻药。甲减患者对于中枢神经系统抑制类药物（如镇静类、阿片类药物）敏感，即使常规剂量的镇静药物也易出现药物过量反应，产生呼吸和（或）心血管系统的抑制，应避免使用此类药物。

15.恶性肿瘤患者进行口腔急症治疗有哪些禁忌证？

目前暂无明确的恶性肿瘤患者进行口腔急症治疗的绝对及相对禁忌证。

在恶性肿瘤患者进行口腔急症治疗前应进行充分详细的术前评估，具体内容如下：①评估患者病史、全身状况及生命体征是否能耐受口腔急症治疗。②详细评估患者的用药史，如抗凝药物、降压药物以及化疗药物使用情况。③系统评估治疗风险，避免发生术中和术后出血等风险。④评估恶性肿瘤的部位及分级，恶性肿瘤治疗后相关并发症（如口咽部分泌物清除无力、颈部活动受限等），避免治疗过程中出现呛咳、窒息等风险。

在恶性肿瘤患者进行口腔急症治疗时，应注意如下问题：①需急诊拔牙，且患牙位于恶性肿瘤区域的患者，禁忌单独拔牙，而应在切除肿瘤的同时，连同患牙整块切除。如在患牙区有经久不愈的溃疡、肿物时，应先取活检，排除恶性肿瘤后再拔牙。②头颈部恶性肿瘤术后的患者，正常气道解剖结构会有所改变，口腔急症治疗要注意气道保护。③恶性肿瘤放射治疗的患者，在放射治疗期间及治疗结束后5年内都不宜拔牙，以免引起放射性骨髓炎，放射治疗5年后若必须拔牙应使用抗生素预防术后感染。

16. 化疗过程中出现口腔问题怎么办？

化疗过程中出现口腔问题不要太担心，应及时就医，寻求专业医生帮助。

不少患者在接受化疗后，都会受到口腔问题的困扰。一般来说，化疗过程中并发的口腔疾病有味觉改变、溃疡以及免疫抑制造成的口腔感染等。大部分并发症会在停药后慢慢消除，口腔黏膜的不适2～3周会明显好转，也有少部分副作用持续较长一段时间。化疗过程中因下颌骨血供较差，易发生伤口感染和拔牙后颌骨坏死等并发症。因此，若肿瘤切除术后化疗过程中，需进行拔牙等有创口腔护理，建议推迟进行。如必须进行，建议向肿瘤科医生咨询患者的免疫状态、剂量、用药方法及化疗起始日期等。一般情况下，术后化疗剂量越大，化疗手术时间间隔越短，手术伤口感染的概率越大，当白细胞计数高于5×10^9／L和中性粒细胞计数高于1×10^9/L时，感染概率将明显降低。

化疗后出现口腔问题，可采取以下几种方法防治：①用温和的生理盐水漱口，保持口腔湿润和清洁，建议每天漱口4～6次，每次最少30秒。②使用软毛牙刷，每天刷牙2～3次。刷牙前，先将牙刷在温水中浸泡约30分钟可以软化刷毛，以防损伤牙龈。③对于轻微的口腔疼痛，可以含碎冰块或冰敷来缓解。如疼痛持续，可在医生指导下，用利多卡因及生理盐水

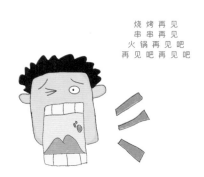

混合液含漱。④必要时也可用口腔炎喷雾剂和康复新口服液来对症处理口腔感染，加速创面愈合。

17. 血友病患者拔牙后出血不止怎么办？

血友病患者拔牙后出血不止，请立即就医！

血友病是一种以X染色体隐形遗传、出血为特点的遗传性疾病。血友病患者体内缺少凝血因子，存在凝血障碍，以自发性出血和轻微创伤后过度出血为特点。血友病患者拔牙后出血不止，可通过局部创面压迫止血，首选无菌棉球或者纱布压迫在拔牙部位，用牙齿咬住棉球或纱布团止血，并立即至医院治疗。口腔局部止血方法如下：①将高于牙槽窝的血凝块清除，查明出血原因及出血点。直接局部使用明胶海绵等压迫止血，压迫出血部位至少30分钟。②对于牙槽窝内残留炎性肉芽组织引起的出血，应在局麻下用刮匙彻底刮净肉芽，并在血液专科医生指导下使用抗生素（注意刮牙槽窝时不宜用力过大，注意保护牙槽神经、血管等重要解剖位置，避免造成二次出血）。③若为软组织撕裂引起的出血，重新严密缝合周围组织。④若为牙槽骨骨折引起的出血，应复位移位骨块，适当缝合固定，然后棉卷压迫止血。⑤可用碘仿纱条自牙槽窝底严密填塞并缝合固定，并在血液内科医生的指导下口服抗纤维蛋白溶解剂，全身性凝血因子补充疗法合并局部

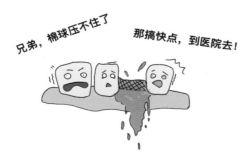

兄弟，棉球压不住了

那搞快点，到医院去！

止血剂止血。此外，对于持续出血过多而产生代偿性休克的患者，应在局部止血的同时，监测生命体征，并建立静脉通道进行对症扩容等。

18.血友病患者清创缝合术后出血不止该怎么办?

血友病患者清创缝合术后出血不止，请立即就医!

血友病患者出现上述情况时应稳定情绪，避免过度紧张恐惧，主动配合医生治疗：①血友病患者在进行口腔颌面部伤口处理时，应仔细告知医生病史，完善术前检查。②对于口腔颌面部伤口出血可局部压迫止血至少15分钟，或用纤维蛋白泡沫、明胶海绵等局部压迫止血。③用无菌棉球或纱布蘸组织凝血活酶或凝血酶敷于伤口处，或使用含凝血因子的纤维胶、植物提取物等局部止血药止血。④在血液内科医生的指导下口服抗纤维蛋白溶解剂，也可采用全身性凝血因子补充疗法合并局部止血剂止血。此外，对于持续出血过多产生代偿性休克的患者，应在局部止血的同时，监测生命体征，并建立静脉通道进行对症扩容等。

19.服用抗精神病药物的患者进行口腔急症治疗时可以使用局麻药吗?

服用抗精神病药物的患者进行口腔急症治疗可以使用局麻药，但需注意药物间的配伍禁忌。

在操作前医生应该了解以下注意事项：①对于正在服用非选择性β受体阻滞药、单胺氧化酶抑制药、三环类抗抑郁药的患者，应避免或限制使用含肾上腺素的局麻药；24小时内服用过可卡因、阿片类镇静药者应严格控制局麻药剂量以免过量中毒，且禁用含肾上腺素的局麻药。②术前家属一定要详细告知医生患者精神疾病的类型及轻重程度、发作频率、发作诱因、发作时的临床表现等。③告知医生患者目前正在服用的精神类药物名称、服药剂量及服药的依从性。④对稳定期合作的患者，术前家属及医务人员应及时进行心理疏导，消除患者的紧张情绪，术中注意观察局麻药注射后效果及不良反应。⑤对伴有行为异常的患者，术中可以考虑适当约束患者，以保证患者及医务人员安全。

20.透析患者拔牙后出血不止，该怎么办？

透析患者拔牙后出血不止，请立即就医！

透析患者因抗凝药物的持续使用，极易导致其有创治疗后出血不止。一旦发生拔牙后出血不止，应及时就医，具体紧急处理措施如下：①拔牙后出血患者多存在紧张、恐惧等情绪，紧张可致心跳加快、血压升高、血液循环加快，从而加剧拔牙创面出血，因此适当的心理疏导至关重要。②若为过早吐出消毒棉卷或纱布卷，或当天刷牙、漱口所致出血，患者可再次咬压消毒

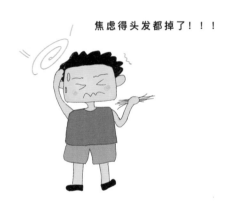

焦虑得头发都掉了！！！

棉卷或纱布卷30分钟以上。③对于牙槽窝内残留炎性肉芽组织引起的出血，应在局麻下用刮匙彻底刮净肉芽并在专科医生指导下使用抗生素。④若为软组织撕裂引起的出血，应重新严密缝合周围相应组织。⑤若为牙槽骨骨折引起出血，应复位移位骨块，适当缝合固定，然后消毒棉卷压迫止血。⑥完善相关检查，了解患者的凝血功能等。此外，严重肾功能损害患者进行有创操作有出血风险，因此透析患者应该避免透析当天进行口腔有创治疗，尤其透析后6小时内，宜在透析后第1天进行。

21.透析患者颌面部外伤清创缝合后创口愈合为何比常人难?

透析患者颌面部外伤清创缝合后创口愈合比常人难的原因主要与患者原发病所致的营养不良、免疫力低下等因素有关。

影响创口愈合的因素是多种多样的，如年龄、营养、微量元素、药物及全身疾病等。有研究表明，常年行透析治疗的患者在创伤后组织愈合比常人更难、预后更差，主要包括以下几方面原因。①全身性营养不良：透析患者均存在不同程度的营养不良，多是由于蛋白质摄入不足及透析流失蛋白质较多造成蛋白质缺乏，胶原代谢是机体蛋白质代谢的一部分，营养不良导致机体负氮平衡，必然影响胶原合成，影响创口愈合。②免疫力低下：白细胞数减少，无法引导正常的炎性反应，影响伤口愈合的正常进程。③心理因素：伤口是局部的，但影响的是身心整体。伤口疼痛会造成紧张、焦虑的情绪，也会使微血管收缩、伤口局部血氧供应减少，不利于伤口的愈合。

（三）突发意外风险时，该怎么办

1. 口内出血不止是否致命?

患者口内出血不止，首先要弄清楚是什么部位出血，什么原因所致出血，尽早对症治疗，不然大量出血有可能会致命！

口内出血的病因一般可分为局部原因和全身原因两种。

引起口腔出血的局部原因如下：①龈缘炎、牙周炎和增生性龈炎，常因口腔卫生不良，牙面上堆积软垢、牙菌斑、牙结石，或牙齿排列不齐、咬牙合创伤、食物嵌塞和不良修复体等局部刺激，引起牙龈乳头和牙龈炎症、水肿、充血，血管壁破裂，造成牙龈出血，尤其在刷牙或咬硬物时出血更明显。②坏死性龈炎，起病急，有明显的龈乳头坏死、疼痛、出血，常为一种自发性牙齿出血，且量较多。③牙龈毛细血管瘤、牙龈癌。刷牙、咀嚼等机械性刺激可引发严重的牙龈瘤等包块出血，也可有自发性出血。④颌骨中央性血管瘤，可能引起致命性出血。

引起口腔出血的全身原因如下：①血液系统疾病，如白血病、血友病、恶性贫血、再生障碍性贫血、血小板减少性紫癜等，可发生口腔出血，多为广泛性自动出血，量多、不易止住。②肝硬化、脾功能亢进、肾炎后期、系统性红斑狼疮等，也可出现不同程度的牙周出血，维生素C缺乏也可导致口腔出血。③内分泌系统问题，如月经期、妊娠期可能出现牙龈充血、肿胀等。妊娠时牙龈乳头可出现瘤样增生，称为"妊娠性龈瘤"，极易出血，一般在经期和分娩后，瘤样增生和出血症状可消失。无论是何种原因所致的出血，出血量较大导致患者出现失血性休克时，若不及时对症处理，则可能危及患者的生命安全。

2. 口腔颌面部创伤患者发生窒息时该怎么办？

口腔颌面部创伤患者在首诊时并发窒息是一种严重的危急症，会对其生命安全造成极大威胁，需立即实施紧急抢救。

窒息的前驱症状为患者烦躁不安、出汗、口唇发绀、鼻翼翕动和呼吸困难。严重者呼吸时出现"三凹征"。如抢救不及时，患者可随之出现脉搏细速、血压及血氧饱和度进行性下降等危象。常见窒息分类及紧急处理措施见下表。防治窒息的关键在于

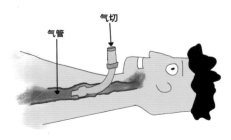

及早发现与及时处理，在窒息发生前做好口腔分泌物及异物的清除，及时观察患者呼吸情况，以防并发症发生。

常见窒息分类及紧急处理

分类	特征	紧急处理
吸入性窒息	主要见于昏迷患者，检查发现支气管、气管或肺泡内有呕吐物、血液、分泌物或其他不明异物吸入	吸入性窒息者应立即行快速气管切开术，通过气管导管，充分吸引下呼吸道的呕吐物、血液、分泌物及其他不明异物，解除窒息，同时注意防治肺部并发症
阻塞性窒息	包括异物阻塞咽喉部或组织移位，异物阻塞可见咽喉部位被骨碎片、血凝块或其他异物堵塞，组织移位者则多见于上颌骨骨折后软腭堵塞咽腔或下颌骨骨折后舌后坠致上气道阻塞	阻塞性窒息者根据病因采取相应措施，异物阻塞咽喉部者可及早清除口、鼻腔及咽部异物，组织移位者可将后坠的舌牵出、悬吊下坠的上颌骨骨块等，甚至可借助通气道保持上气道通畅
混合性窒息	检查发现咽喉、气管与支气管均有异物阻塞，并存在由肌肉牵拉导致上颌骨压迫舌根进而堵塞咽腔的情况	混合性窒息者应针对不同病因一一处理

3. 口腔急症治疗过程中突发晕厥怎么办？

口腔急症治疗过程中突发晕厥，请立即停止口腔治疗，启动急救流程。晕厥是人体大脑一时性缺血、缺氧引起的短暂意识丧失，是口腔治疗过程中常见的并发症之一。晕厥按发病机理常分为心源性晕厥、脑源性晕厥和反射血管性晕厥三类。口腔治疗过程中因应激、精神高压、饥饿等因素易发生神经介导的反射性晕厥，又称血管迷走性晕厥或单纯性晕厥，临床表现主要包括突然面色苍白、出冷汗、心率减慢、血压下降等。各类晕厥临床表现见下图。

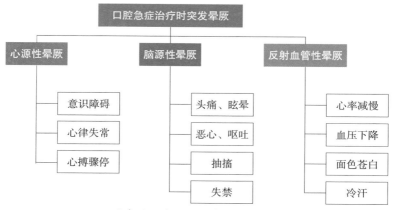

口腔急症治疗时突发晕厥的临床表现

当患者发生晕厥时，紧急处理流程如下：①停止口腔急症治疗，去除口腔内异物，保持呼吸道通畅。②调整体位至仰卧位，并抬高双下肢，持续监测生命体征，尤其是心率及血压。③适当根据临床表现评估患者晕厥发生的病因，对症支持治疗（吸氧、建立静脉通道扩容、除颤、用药等），严重者应及时转院进一步治疗。④意识丧失时易因舌后坠出现上气道梗阻，当呼吸道出现梗阻时，应及时牵引舌体及下颌骨向前，开放呼吸道。⑤出现心跳及呼吸骤停时，应立刻进行心肺复苏。

我们可早期识别有前驱症状的神经介导的反射血管性晕厥，而对于突发的、无预兆的心源性晕厥却很难预防。因此，治疗前应详细询问病史，如既往有无不明原因的突发晕厥病史、有无明确诊断的心脏疾病病史等。存在既往病史的患者需在心脏专科评估的基础上，完善术前检查，并于心电监护下行口腔治疗。

4. 口腔治疗过程中"蓝光照射"对身体有害吗？

口腔治疗过程中，"蓝光照射"一般对身体无害，但应避免治疗过程中直视光源。

　　所谓的"蓝光照射"，实则是口腔治疗中的光固化过程，只要严格按照说明书推荐的固化要点操作，光束在3～10mm内近距离照射，光照时间在10～20秒，对于患者来说是非常安全的。目前常用的是LED光固化灯，其发出蓝光光谱，波长在400～495nm，属于短波长光，其光源能量转换率高，不产生多余热量，正确使用则不会出现因产热过多而损伤邻近的牙髓及牙龈组织的问题。但蓝光可以穿透晶状体进入视网膜，引起视网膜色素上皮细胞结构损伤和活力下降，甚至带来角膜、晶状体及视网膜的光化学损伤。对于白内障术后患者及老年患者，低强度、短时间的"蓝光照射"即可诱导视网膜组织氧化性损伤。因此，LED光固化灯使用过程中应注意如下问题：①光固化灯只能由经培训的专业口

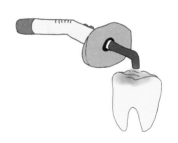

腔工作人员使用，并且使用过程中按照规定佩戴护目镜及手套。②治疗前询问患者年龄以及眼部病史，患者则应配合医护人员做好病史采集。③患者在光固化治疗过程中配合闭眼，避免直视光固化灯源，对不能配合闭眼的患儿佩戴护目镜。

　　5. 口腔治疗过程中小器械误吞、误吸后该怎么办？

　　小器械误吞、误吸是口腔诊疗操作中严重的并发症之一，与误吸相比，误吞更为常见，但误吸带来的风险相对更高。

　　口腔器械多为微小器械，种类多、使用频繁，且握持不便，发生滑脱的频率较高。在口腔诊疗过程中因操作不慎、患者配合不当、口腔固定异物脱落等情况，易发生小器械的误吸、误吞，

可能引起口腔、消化道或呼吸道的损伤，甚至导致严重的呼吸、消化系统的症状，如呼吸困难、出血、穿孔等，一旦发生小器械的误吸、误吞，需及时进行紧急处理。

紧急处理的要点在于立即停止口腔治疗，并评估异物位置。若异物在口腔内，指导患者保持张口，避免吞咽动作，扶患者起身自行吐出口内异物，如无法配合自行吐出，则借助器械夹夹出。若异物未在口腔内，观察患者临床表现（如有无呛咳、呼吸不畅等症状），指导患者行X线或CT检查，确定异物位置，异物在呼吸道者可经纤维支气管镜取出，异物在消化道者可观察患者能否自行排出或经消化内镜取出等。在此过程中还应注意心理护理，安抚患者的焦虑、紧张等不良情绪。

口腔诊疗过程中为预防小器械误吸、误吞的发生，我们应做到如下两点：①术前综合评估患者情况，加强与患者的沟通，以取得患者良好配合。②严格执行诊疗规范操作，正确使用橡皮障隔离技术，减少或避免小器械误吸、误吞的风险。

6. 口腔治疗过程中，使用局麻药会过敏吗？

口腔治疗过程中，可能出现过敏反应。

局麻药是一类能可逆性阻断神经冲动的发生和传导的药物，在患者神志清醒时，使神经支配部位出现暂时性、可逆性的感觉丧失。口腔治疗中常用的利多卡因、阿替卡因都属于酰胺类局麻药，主要用于周围神经阻滞麻醉或者局部浸润麻醉，作用于外周神经，一般少有全身性不良反应。过敏反应更是少见，仅见于一些过敏体质者。尽管过敏反应罕见，但后果严重，关键在于及时发现、及早快速处理。一旦发生局麻药过敏反应，应立即停止使用局麻药，保持呼吸道通畅、吸氧，严重者行气管插管，持续心电监护，建立静脉通道，应用抗过敏药物等。此外，为预防局麻药过敏反应，用药前应详细询问患者有无变态反应史及家族史，向患者解释局麻药的不良反应，签署知情同意书。对于过敏体质患者应仔细询问药物过敏史，必要时行药物过敏试验。必须在抢救措施完善、抢救药品充足、定期检查使用有效期的情况下方能使用局麻药。注射局麻药后应密切观察病情变化。

（四）特殊人群的口腔诊疗风险该如何应对

1. 口内清创缝合术后缝线脱落，被宝宝吞下去了怎么办？

口内清创缝合术后缝线脱落，被宝宝吞下去后，家长朋友们不要慌，一般不会对宝宝的生命安全造成威胁。

宝宝口内黏膜及舌部组织脆性大，黏膜组织代谢快，运动频繁，加之患儿舔舐缝线，缝线易脱落，从而导致部分宝宝误吞食脱落的缝线。缝线通常分为可吸收缝线及不可吸收缝线，一般情况下，无论是何种缝线，宝宝误吞后都可能经粪便排出，家长们不必过多担心。此外，为预防缝线脱落，给宝宝口内缝合时，可适当增加外科结个数，降低缝线脱落的概率。

2. 口腔治疗过程中，使用局麻药会对孩子脑部发育有影响吗？

口腔治疗过程中，使用局麻药一般不会对孩子脑部发育产生影响，家长不需要过多担忧。

目前口腔治疗过程中所使用的局麻药多为阿替卡因和利多卡因。阿替卡因是一种新型酰胺类口腔专用局麻药，麻醉起效时间快，持续时间长，在体内容易降解，毒性作用小。利多卡因性能稳定、起效快，浸润性强。局麻主要有浸润麻醉和阻滞麻醉。浸润麻醉指将局麻药注入手术部位皮下、黏膜以及深部组织，以麻醉感觉神经末梢。阻滞麻醉指将局麻药注射于神经干或主要分支周围，阻断神经末梢的传入刺激，使该神经分布区域产生麻醉效果，这种阻滞一般完全可逆，不产生何组织损害。口腔治疗过程中所用的局麻药引起的中枢神经毒性往往是由于使用了过量的局麻药或大量药物误入血管，神经组织处于极高浓度的局麻药环境中，导致严重的神经组织损伤。口腔治疗过程中，医生会根据孩子年龄、体重等合理选择局麻药类型、麻醉方式、药物剂量等，以保证孩子安全。

3. 妊娠期急性牙髓炎可以使用口服药吗？

妊娠期急性牙髓炎应慎重用药，一般需在产科医生指导下进行。

急性牙髓炎的主要症状是剧烈疼痛，其特点主要为自发性阵发性尖锐痛、搏动性跳痛、夜间痛，温度刺激会加剧疼痛，疼痛多不能自行定位。急性牙髓炎所致的剧烈疼痛可刺激子宫收缩，影响胎儿的生长发育，甚至引发流产或早产。剧烈疼痛亦可能导致孕妇内分泌紊乱，释放更多的肾上腺素，从而使毛细血管收缩、血压升高，也可增加胎儿宫内缺氧的风险。因此，孕妇急性牙髓炎时，应及时于口腔医疗机构行开髓治疗，开髓治疗对孕妇生理平衡影响较小，可降低牙髓腔中的压力，有效缓解疼痛。

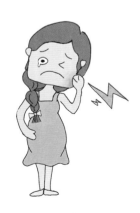

患急性牙髓炎的孕妇由于一方面本身恐惧牙齿治疗，另一方面担心治疗过程中的检查及用药可能会对胎儿产生不良影响，常常希望通过口服药物来缓解症状，但对于急性牙髓炎而言，口服消炎药对控制症状缓解疼痛无效，服用止痛药还可能存在胎儿畸形的风险。因此，请有条件的孕妇及时就诊，如需用药，请在产科医生指

导下进行。

4. 妊娠期拍牙片对胎儿有影响吗?

妊娠期拍牙片对胎儿几乎没有影响。口腔治疗过程中的放射检查主要包括牙片、CT及曲面断层摄影等，是辅助医生进行检查和诊断的重要参考资料。孕妇拍摄一张全景牙片，约等于坐一次长途飞机所受辐射的十分之一，拍摄一张小牙片更是不到全景片辐射的十分之一。一般情况下，孕妇避免接受X线检查，尤其在妊娠期的前3个月，胚胎属于形成期，对X线较为敏感。如果妊娠期必须接受X线检查，需穿着铅衣或佩戴护颈，可保护腹部胎儿免受到辐射。

5. 妊娠期口腔治疗过程中使用局麻药对胎儿有影响吗?

妊娠期选择使用合适的局麻药对胎儿是安全的。

美国食品药品监督管理局（Food and Drug Administration，FDA）发布的最新孕期用药指南，按照安全指数将药物分为A、B、C、D、X共五类，其中A类和B类药物在孕期使用相对安全。在治疗妊娠期口腔疾病中，最常用使用的局麻药为利多卡因（包括加入肾上腺素的利多卡因），属于B类药物，在正常使用剂量范围内不会导致胎儿畸形，可作为安全的局麻药运用于妊娠期群体的口腔治疗中。

此外，局麻药对胎儿的影响取决于局麻药的给药方式、用量以及透过胎盘屏障的药物剂量。局部用药剂量小，影响也小。口腔局麻药只应用于局部，不会将药物注入血管内而进入全身，且局麻药中还可以增加血管收缩剂来减少组织的吸收，因此使用局麻药对于孕妇来说是安全的，大家可以放心。对于孕妇而言，应权衡利弊，疼痛带来的流产和早产等风险远大于运用局麻药的风险。因此，在口腔治疗过程中，选择对孕妇和胎儿影响较小、相对安全的局麻药是很有必要的。

6. 备孕期可以拍牙片吗？

原则上备孕的女性可在接受放射检查的3～6个月后再计划怀孕。但在必要情况下，采取防护措施亦可。人体各部位对辐射的敏感性不同，而生殖细胞属于高度敏感组织，辐射对其损伤程度较大。考虑到精子和卵子的生发过程是3个月左右，因此可选择在3～6个月后再计划怀孕。

国家《电离辐射防护与辐射源安全基本安全标准》规定，公众不超过20mSv/年辐射剂量是相对安全的，拍一次牙片辐射剂量约5μSv，拍胸片约20μSv。牙科所用的锥形束CT（CBCT），与医疗常用的CT（螺旋CT）原理不同，辐射剂量也仅是其1/40。因此，虽然在备孕期不建议进行放射检查，但如果病情需要，在穿好铅衣，戴好颈托，做好腹部防护的状态下，辐射剂量不多的情况下，在备孕期拍牙片也不会造成很大的问题。

7. 哺乳期口腔治疗过程中使用局麻药会影响哺乳吗？

对处于哺乳期的患者，选择适当的局麻药一般不会影响哺乳。

哺乳期也可以接受口腔治疗，并使用局麻药。目前临床上适用于哺乳期女性的口腔局麻药主要有阿替卡因、利多卡因等。利多卡因和阿替卡因的半衰期大约为110分钟，两种药物进入乳汁的量非常少，一般药物在体内代谢8个半衰期后，药物就代谢了99%以上，那么两者的代谢时间则为15小时。因此，如果哺乳期妈妈对局麻药有担心，停止一天喂奶即可。

8. 醉酒者发生口腔颌面部外伤时，可以立即治疗吗？

醉酒者发生口腔颌面部外伤时，若并发一些危重情况，如窒息、出血、休克等，应立即组织抢救。非危重患者，若能配合治疗、沟通无障碍，且有非醉酒家属陪护，可开展相关口腔治疗，但治疗过程中需随时预防患者出现呕吐、误吸等影响生命安全的风险。非危重患者，若无法配合治疗，则可应急处理后，择期再治疗，但应急处理过程中需注意，严格监测患者生命体征，头偏向一侧防止误吸、误吞等。此外，对于一些醉酒后意识丧失的患者，先于综合医院醒酒，待其完全清醒、生命体征平稳后再行口腔颌面部治疗。总之，无论何种情况，以保障患者生命安全为前提，积极处理患者相关外伤等问题。

9. 醉酒者口腔颌面部外伤后如需使用抗菌药物，可使用头孢类药物吗？

醉酒患者口腔颌面部外伤后如需使用抗菌药物，严禁使用头孢类药物（如头孢拉定、头孢咪唑、头孢哌酮、头孢曲松等）及硝基咪唑类药物（如甲硝唑、替硝唑、塞克硝唑等）。服用抗菌药物与饮酒同期进行无异于"自酿苦果"，这主要是因为某些抗生素可抑制乙醛脱氢酶，导致乙醇的中间代谢产物——乙醛无法降解，蓄积在体内，造成乙醛中毒现象，称为双硫仑样反应。双硫仑样反应的主要表现为面部潮红、头痛、眩晕、腹痛、胃痛、恶心、呕吐、心跳、气急、心率加速、血压降低以及嗜睡幻觉等，严重者可致呼吸抑制、心肌梗死、急性心力衰竭、惊厥及死亡。因此，醉酒者口腔颌面外伤后应慎用头孢类药物。